家有偏方 保健康

程乐卿 ⊙ 主编

U0219263

青岛出版社
QINGDAO PUBLISHING HOUSE

图书在版编目（CIP）数据

家有偏方保健康 / 程乐卿主编 . —— 青岛：青岛出版社，2018.1
ISBN 978-7-5552-6685-3

Ⅰ . ①家… Ⅱ . ①程… Ⅲ . ①土方 – 汇编 Ⅳ . ① R289.2

中国版本图书馆 CIP 数据核字（2018）第 010582 号

书　　　名	**家有偏方保健康**	
主　　　编	程乐卿	
出 版 发 行	青岛出版社	
社　　　址	青岛市海尔路 182 号（266061）	
本 社 网 址	http://www.qdpub.com	
邮 购 电 话	0532–68068026	
责 任 编 辑	曹永毅　江伟霞　E-mail: wxjiang1206@163.com	
封 面 设 计	刘　晶	
照　　　排	青岛双星华信印刷有限公司	
印　　　刷	青岛国彩印刷有限公司	
出 版 日 期	2018 年 2 月第 1 版　2018 年 2 月第 1 次印刷	
开　　　本	32 开(787 mm × 1092 mm)	
印　　　张	10.5	
字　　　数	160 千	
印　　　数	1–6000	
书　　　号	ISBN 978-7-5552-6685-3	
定　　　价	29.80 元	

编校印装质量、盗版监督服务电话 4006532017　0532–68068638

建议陈列类别：偏方·养生

序

先生智远自幼习医，矢志笃学，尤爱中医，热衷药理，年逾九十，乐此不疲；每发现治病良方、养生之道、健康诀窍便如获至宝，悉心摘录，以传后世。

先生为人宽厚包容，坦荡如砥，虽一生坎坷，艰苦备尝，然能随遇而安，坦然处之，从不怨天尤人，实乃长寿之道也。

所选偏方验方，药材可寻，疗法简单，省时省钱，使用得当，便可消除烦恼，祛病健身。所选健康居家小常识、养生之道，资料翔实，简单实用，实为家庭所必需。

现将此书公之于世，福泽世人，传之后世，以慰先生，幸甚至哉，是以为序。

程乐卿

于建飞书斋

目录

序

第一章　消化系统

第二章　呼吸系统

第三章 分泌系统

第四章　神经系统

第五章　心脑血管

第六章　骨骼与四肢

第七章　泌尿生殖

第八章 皮 肤

第九章　五　官

第十章 妇 幼

第一章 消化系统

健胃消食啤酒花

啤酒花又名蛇麻花、忽布，新疆维吾尔族称其为啤瓦古丽，为桑科植物啤酒花的雌花序。其花在酿造啤酒时加入，不仅具有特殊的香味，而且有防腐作用，故得此名。

啤酒花为多年生草质藤本植物，每年夏、秋季开花，采收后阴干即可入药，性微凉，味苦，具有健胃消食、利尿安神的功效，可用于消化不良、腹胀、水肿、失眠、膀胱炎、肺结核等症的治疗。治疗消化不良，可取啤酒花、合欢花各6克，绿茶3克，用沸水冲泡代茶频饮；治疗泌尿系统感染，可取啤酒花、车前草、白茅根各15克，水煎服；治疗气滞、食滞引起的腹胀，可取啤酒花10克，开水冲泡代茶饮。

脾虚可用三芽茶

脾胃虚弱是很多疾病的前兆，因此，及时补脾健脾，就可能挡住一些疾病。健脾可选用药食同源的三芽茶：炒谷芽、炒麦芽、炒稻芽。将这三种可在药店买到的三芽放在一起，每种 10 克，泡茶喝，可取得良好的补脾健脾效果。

大寒健脾温阳茶

冬三月是生机潜伏、万物蛰藏的时令，应及时防御外邪的侵袭。大寒时期，不妨来几杯适合大寒时节的热茶：

姜糖茶　生姜片、红糖各 20 克，加水 500 毫升，煮沸 10 分钟即可。具有除湿、健脾、止咳平喘的功效。

黄芪红茶　黄芪 15 克，红茶 3 克。把黄芪放入锅中，加适量清水煮约 15 分钟，然后放入红茶继续煮 5~8 分钟即可饮用。黄芪味甘性平，长于补气生阳，具有调和脾胃、润肺生津、祛痰的功效，与红茶同煮，非常适合寒凉的冬季饮用，以暖身生阳、预防感冒。

参山桂枣茶　党参 3 克，生山药 3 克，肉桂 0.3 克，大枣 3 枚。将党参、山药、肉桂洗净，打碎，装入纱布袋中，扎紧口；大枣洗净，去核。将茶袋和大枣一同放入茶杯中，用沸水冲泡，加盖焖泡 15 分钟即成。每日午饭后温饮，有助于健脾补虚、滋补肝肾、温中散寒、通经脉、强腰腿。

红枣莲藕汤调脾胃

初冬不要贸然进补，进补应先调理脾胃。专家推荐了一道红枣莲藕汤，就是调脾胃不错的选择。选新鲜莲藕两截，以中间部分为佳，洗干净切片；在锅中放进莲藕，水淹过莲藕即可；水沸，改小火继续煮；煮了25分钟左右放进红枣，加入适量冰糖后，再煮15分钟，关火起锅。

脾胃虚弱少喝大麦茶

大麦茶以其消食健脾助消化、清热解腻之效见长，成为不少餐馆的常见茶饮。但大麦茶并非适合所有人，比如脾胃虚弱的人，喝大麦茶就可能出现胃部不适，甚至拉肚子等。因为脾胃虚弱属于虚证，即餐前症状明显，餐后缓解。如果一味地消食导滞，不但不会减缓症状，反而会加重病情。

海参牛肉汤健脾补肾益精血

材料 水发海参 2~3 条、牛肉 150 克、枸杞子 2 克、大枣 2 枚、党参 10 克、姜丝少量（2~3 人用量）。

做法 为了方便，可以直接购买水发好的海参，切成 2~3 小段。牛肉洗净血水，切成小块；药材稍微冲洗一下，将所有材料放入大炖盅，加水至八成满，炖约 1.5 小时，调入适量食盐，喝汤吃汤渣。

主要功效 健脾补肾，益精血。

推荐人群 虚寒怕冷、冬季保健者。

温馨提示 海参是与人参、燕窝齐名的珍品之一，味甘、咸，性温，具有益精血、补肾气、润肠燥的功效。现代研究认为海参含丰富的蛋白质、钙、铁、碘、磷等，有些海参品种还含有硫酸软骨素、粘多糖等，具有增强体质、延缓衰老、调整血糖血脂、抗肿瘤等作用。搭配健脾胃、益气血的牛肉，以及益气、健脾、生血的党参、红枣、枸杞，本汤健脾补肾，益精血，适合面色黄白、畏寒肢冷、气短倦怠、纳差等脾肾虚寒者，也适合冬季温阳补气，但阴虚火旺、外感邪气者慎用。

薏苡仁健脾益气止泻利湿

薏苡仁又名薏仁、苡仁、薏米，不仅是一味常用的中药，而且是一种日常保健食品。

中药经典《神农本草经》中将薏苡仁列为上品，其功效为："主筋急拘挛，不可屈伸，风湿痹，下气，久服轻身益气。"明代李时珍在《本草纲目》中记载薏苡仁："健脾益胃，补肺清热，祛风胜湿，养颜驻容，轻身延年。"

薏苡仁根据炮制方法的不同常分为两种，即生薏仁和炒薏仁。中医认为，两种薏苡仁功效总体相同，都能够健脾除痹，渗湿止泻，清热排脓，但生薏仁偏凉，偏于渗湿利水，清热排脓；炒薏苡仁健脾益气、止泻利湿的作用增强。

在中医临床中，薏苡仁与其他药物配伍常用来治疗脾虚湿胜之泄泻、寒湿或湿热所致的风湿痹痛、湿热内蕴所致的消渴、湿热痰浊所致的酿脓蓄脓等病症。

薏苡仁也是一种很好的养生食材。对于体质较弱，属脾虚生湿，常表现为汗出、食欲不振、腹胀便溏的亚健康状态者，可每日熬煮食用；对于体型偏胖，血脂较高，中医属痰湿或痰浊内盛体质者，可以常用薏苡仁辅

7

助降脂、减肥；对于糖尿病患者出现消渴症状，予以薏苡仁可以辅助治疗糖尿病并改善临床症状；对于肿瘤患者，长期服用薏苡仁粥可以起到辅助抗肿瘤及止痛的作用。

三款茶暖胃养生

生姜红茶　生姜 10 克，枸杞 5 克，洗净后放入锅中，加水煎煮，去渣取汁；用其冲泡红茶 3 克，晾温后加入适量蜂蜜即可饮用。主治脾胃虚寒、胃脘胀痛、心腹冷痛、食欲不振、呕吐、反胃等症。

姜桂桑寄茶　鲜姜 2 克，去皮切片；桑寄生 5 克、桂枝 1 克，洗净打碎，装入纱布袋中；将药袋放入茶杯，冲入适量沸水，加盖浸泡 10 分钟后放入姜片，2~3 分钟后即可饮用。每天早、晚饭后温饮，可补肝肾、强筋骨、通络祛风湿、解表发汗、温中和胃，可用于治疗四肢关节痛、胃脘冷痛或外感风寒、身冷无汗等症。

核桃葱姜茶　葱白 25 克，生姜 25 克，核桃仁 10 克，红茶 15 克，一同放入锅中，加水煎煮，去渣取汁，代茶饮。

白芨三七调藕粉缓解胃溃疡

白芨、三七粉各 3 克，加入适量藕粉调服，可缓解胃溃疡症状，加速溃疡面愈合。

白芨具有收敛止血、消肿生肌之功。它黏性高，可附着于溃疡面，有效阻止胃酸、胃蛋白酶等对溃疡的进一步侵袭，有利于溃疡的愈合及修复。同时，白芨可抑制幽门螺杆菌感染。

三七粉止血消肿，祛瘀生新，由于其止血而不留瘀，对出血兼有瘀滞的人更为适宜，可改善溃疡组织的微循环，抑制溃疡面的少量渗血，促进水肿和坏死组织的吸收愈合。藕粉具有补益气血、止血散瘀的作用，与白芨、三七粉合用对于胃溃疡的治疗有一定作用。

两款粥治胃病

天气渐凉，人体易受冷空气侵袭，胃也格外容易受凉。以下几款药膳能有效防治胃病：

双姜粳米粥　主治脘腹冷痛腹泻。干姜 8 克，高良姜 8 克，粳米 50 克。先将干姜与高良姜切成片，一起放入锅中，加少量的清水煎煮后取汁待用；然后将姜汁与粳米一起入锅加清水煮粥，米熟即成，早晚各吃1次。此方具有祛寒止痛的功效，适宜脾胃虚寒、泛酸吐水的患者食用。

苏叶生姜汤　主治胃寒厌食呕吐。取新鲜紫苏叶10克，生姜3片，大枣10枚。先将大枣洗净去核，新鲜紫苏叶切成丝；然后把紫苏叶丝与姜片、大枣一起放入砂锅中加适量的清水用大火煮至水开后，再改用文火炖30分钟即成。食用时吃枣喝汤，每日1剂。此方具有暖胃散寒、消食行气的功效，适宜胃寒厌食的患者食用。

胃不舒服用汤水就能解决

胃不舒服怎么办？几款汤汤水水就能对症解决：

脾胃气滞型　1.陈皮生姜茶：适宜于胃脘胀气、恶心呕吐感者。陈皮10克（或是鲜橘皮1~2个），切成细丝；生姜1~2片切碎，加入白糖适量，沸水冲泡代茶饮，能理气止呕。2.荸荠萝卜汁：适宜于上腹胀气、胃脘燥热者。生荸荠10个、白萝卜250克捣烂挤汁，或榨汁，用火烧开后冷服，能降气除胀。

胃肠食积型　1. 山楂绿茶：适宜于上腹胀痛、油腻肉食积滞者。山楂 10 克，切片（或再加炒鸡内金 10 克更佳），开水焖泡 5 分钟，加入绿茶 1 包，热饮，能消食化积。2. 谷芽麦芽茶：适宜于上腹胀痛、米面薯芋食滞者。炒麦芽、炒谷芽各 15~20 克，加水煮沸，过滤药渣，热饮，能健胃消食。

糟粕留肠型　1. 荷叶决明子茶：适宜于糟粕内停、大便干硬以及肥壮想瘦身的青年。荷叶 6 克、草决明子 15 克，开水焖泡 5 分钟，热饮，能清热通便。2. 核桃郁李仁茶：适宜于糟粕内停、大便不畅，尤其是老人、儿童。核桃仁 15 克、郁李仁 15 克（可加入桃仁 6 克、杏仁 5 克），捣碎，开水焖泡 5 分钟，热饮，能润肠通便。

食疗方缓解胃胀

胃胀气多由消化不良、胃肠功能失调所致，主要表现为胃部饱胀感、压迫感或伴有恶心呕吐、烧心反酸、打嗝嗳气等症状。出现胃胀气后应注意饮食调理，少吃甜品，多吃清淡的食物，还可选择一些有行气作用的药食同源之物，如萝卜、陈皮、玫瑰花、山楂、生姜等做成的药膳。

蜜饯橘皮　取新鲜橘皮 500 克、蜂蜜 200 克，将橘子皮洗净，沥干水，切成细条状，浸泡于蜂蜜中腌制一周，当蜜饯嚼着吃，每日 2~3 次，每次 10 克。

姜汁蜂蜜饮　取鲜生姜 20 克、蜂蜜 30 克，将生姜洗净、切片，加适量温开水，在容器中捣烂取汁，兑入蜂蜜，调匀，上、下午各服一次。生姜能促进胃液分泌，增加胃肠蠕动，有温胃止吐、醒脾开胃的功效；蜂蜜有滋补及健脾和胃之功，可缓和姜汁辛温之性。对常表现为胃部胀闷疼痛、喜暖畏冷者的脾胃虚寒型消化不良尤为适宜。

两种蔬菜治消化不良

夏秋季脾胃最容易受影响，食滞、消化不良等现象屡见不鲜，这时吃些除积健脾、增进消化的食物最有帮助。

韭菜　富含胡萝卜素、蛋白质、硫化物和膳食粗纤维。吃韭菜可以起到消食导滞、除积健脾、促进食欲的作用。

　　推荐吃法：韭菜炒肉丝。做法：猪肉切丝，韭菜洗净，切成小段；先把猪肉丝下锅过一下油，把韭菜煮成七成熟，将姜末、蒜蓉用油爆炒，再下韭菜、肉丝炒熟，适当加盐即可。

　　香菜　香味独特，具有刺激食欲、增进消化等功能。中医认为，香菜有温中健胃的作用，适当吃点香菜可以缓解胃部疼痛、消化不良等症状。

消化不良吃什么好

　　酸奶　酸奶含有丰富的乳酸，能将奶中的乳糖分解为乳酸。

　　苹果　苹果中的纤维素可刺激肠蠕动，加速排便，故又有通便作用。

　　西红柿　西红柿中含有一种特殊成分——番茄素，有助于消化、利尿，能协助胃液消化脂肪。

　　山楂　山楂是消肉食积滞的上品，含山楂酸等多种有机酸，并含解脂酶，入胃后，能增强酶的作用，促进肉食消化，有助于胆固醇转化。

白菜　白菜含有大量的粗纤维，可促进胃肠道蠕动，帮助消化，防止大便干结。

夏季按摩防食滞

夏季很多人会觉得胃口不好。除了清淡饮食，还可适量多摄入一点性味偏苦的蔬菜，但对于虚寒体质不适合吃"苦"的人，推荐按摩。具体方法是：以肚脐为中心，按顺时针方向，稍用力缓缓推摩腹部，至左下腹（结肠部）可稍稍加力。宜在晨起空腹或睡前操作，每次 36 圈，每天操作 2 次，以腹部温热、舒适感为佳。

正确烹调红薯减少腹胀烧心

红薯营养丰富，更为可贵的是，在日本国家癌症研究中心最近公布的 20 种抗癌蔬菜"排行榜"中，红薯也一举夺魁。不过，也有很多人吃红薯后会有反胃、烧心的症状，怎么减少这种副作用呢？

红薯里含有一种"气化酶"，在人的胃肠中能产生大量的胃酸，使人食后烧心、反胃、呕吐酸水。因此，要正确掌握红薯的吃法，比如把红薯和米面搭配食用，可以起到蛋白质的互补作用，如果同时再配点咸菜或鲜萝卜等一起吃，就可以减少胃酸的产生。加工时把红薯蒸熟煮透，可以利用蒸汽把大部分的气化酶破坏掉，吃后就可以减少出现腹胀、烧心、打嗝、反胃、排气等不适的感觉。另外，用少量的碱或明矾、食盐水溶液浸泡生红薯，然后再加工成熟食，也可以减少食用红薯后的不良反应。

另外，烤红薯的皮都烤得焦焦的，很多人都是连皮一起吃下去。其实烤红薯最好不要连皮吃，因为红薯皮含有较多的生物碱，食用过多会导致胃肠不适。尤其是有黑色斑点的红薯皮更不能食用，会引起中毒。

决明子治便秘

决明子，味甘、苦、咸，性微寒，归肝、大肠经，功能清热明目，润肠通便。常用于治疗目赤肿痛、畏光多泪、目暗不明及头痛、眩晕、肠燥便秘。用决明子泡水喝需经过炒制。

取决明子 500 克，炒微黄，磨碎，储藏于干燥瓶罐中，每次取 10~15 克，根据个人口味可加入适量的蜂蜜或者红糖，开水浸泡 15~20 分钟，代茶饮，连服四五天，大便可顺畅排出，此后以小剂量服用 10 天左右，巩固疗效。

三招防治老年便秘

便秘在老年人中很常见，而且年龄越大，发病率越高，60 岁以上人群慢性便秘患病率可高达 22%。对老年性便秘的防治如下：

首先，要调整饮食结构；多摄入粗粮、杂粮，主食方面可多食用全麦粉制品、包米面与面粉混合的制品、红薯等，副食方面多食蔬菜、水果、绿豆、红枣、魔芋等。

其次，要补充足够的水分，每天饮水量保持在 2000 毫升左右，必要时可泡点"四仁通便茶"：杏仁、松子仁、芝麻、柏子仁各 9 克，炒熟后捣烂，开水冲泡，代茶饮，适用于阴虚、津枯便秘者。

再次，要生活规律，尤其要养成定时排便的习惯。这里推荐"意念导便"法，即放松心态，开阔胸肺，自然而缓慢地深呼吸，放松肛门。中医认为，肺与大肠相表里，故可用意念将气从回盲部运向肛门，如此反复进行，直到大便排出为止。

此外，揉腹法对老年便秘也有很好的作用。平卧床上，松开腰带，双手掌搓热后，**重叠置于腹部**，从脐部开始，先顺时针按摩，由内向外，直至把整个腹部按摩一遍；再从外向内逆时针按摩，回到脐部即可结束。每次揉3~5分钟，每日1次。按摩腹部可刺激肠道蠕动，重建大肠蠕动的条件反射，改善习惯性便秘。如果上述治疗都不能达到理想效果时，还可在医生的指导下试试番泻叶、大黄等中药。

长搓尾骨防治老年人便秘

老年人由于机体老化、肠蠕动缓慢，发生便秘的几率较高。防治便秘，除了调整饮食外，还可以经常揉搓尾骨。

搓尾骨能刺激肛门周围神经，促进局部血液循环，具有防治脱肛及预防痔疮复发的作用，对老年习惯性便秘也有疗效。搓尾骨可在每天临睡前进行，具体方法如下：端坐床上，双手半握拳，以手背从上到下推擦尾骨50次；再用双手中指及无名指指腹，在骶骨至尾骨部位上下摩擦 30 次；最后用手掌摩擦 20 次，至皮肤略感发热为止。

需要注意的是，搓尾骨时力度不能太大，以免搓伤皮肤。如果便秘严重，要去医院就诊治疗，以免延误病情。

三个中医方清宿便

大部分人都有宿便的症状，以下是清除宿便的三大中医方剂，可以尝试：

蜂蜜香油汤 原料：蜂蜜 30 克，香油 5 克，白开水 100 毫升。做法：将蜂蜜、香油倒入碗内，搅拌均匀，加入温开水即可。用法：每日晨起服食。功效：益气润肠，用于气阴两虚引起的便秘。

松子仁糖 原料：白砂糖 500 克，松子仁 200 克。做法：先将白砂糖放入锅中加少许水，用文火煎熬至黏稠，再加入松子仁，调匀。然后继续煎熬，直至用铲子挑起成丝状，不粘手时停火。用法：每次适量，每日 2 次。功效：润肠通便，用于肠燥便秘。

土豆蜜膏 原料：土豆 1000 克，蜂蜜适量。做法：先将土豆用榨汁机榨出汁液，再把土豆汁放入锅中煎熬至黏稠，然后放入一倍于土豆汁的蜂蜜，再煎熬至黏稠，停火，待冷，装瓶备用。用法：每次服用 10 毫升，每日 2 次。功效：健脾益气，可用于气虚引起的便秘。

远离痔疮做做小运动

交叉起坐　两腿交叉，坐下，全身放松，再保持交叉姿势站起，同时收臀夹腿，提肛，还原时全身放松，每日做 20 次。

提重心运动　两腿并拢，两臂侧举向头部上方延伸，同时脚跟提起，做深长吸气，两臂在体前自然落下，脚跟随之落下，做深长呼气，连续 6~8 次。

提肛运动　全身放松，用力夹紧臀部及大腿，配合吸气，舌舔上腭，同时肛门向上提，像忍大便的样子。提肛后稍闭气不呼，然后配合呼气，全身放松。每日早晚锻炼 2 次，每次 10 下。

举骨盆运动　仰卧屈膝，使脚跟靠近臀部，两手放在头下，以脚掌和肩部作支点，使骨盆举起，同时提收肛门，放松时骨盆放下。熟练后配合呼吸，提肛时吸气，放松时呼气，每日可做 1~3 次，每次 20 下。

食指堵耳也能止嗝

打嗝的原因是位于胸腹腔之间的膈肌突然不由自主地痉挛，空气被迅速吸进肺内，同时声带骤然收窄。平时，我们可能会产生一定刺激，而这种刺激再通过分布在喉咙的舌咽神经，传递到延髓的打嗝中枢。延髓发出指令，通过横膈神经使横膈膜收缩，通过迷走神经使声带闭合，就会打嗝。

专家推荐将双手的食指插在耳朵里，保持30秒，即可控制舌咽神经，阻止刺激传递到打嗝中枢。也可将手洗干净，稍用力扯舌头30秒，也可止嗝。

喝合欢花茶疏肝解郁

肝脏是人体负责消化和代谢的重要器官。中医认为，人的生理活动多以肝血为中心，而肝有"造血""储藏""调节激素"等功能，若肝气正常，可避免多种疾病。从临床经验上看，患有肝气郁结的人不在少数，进而容易气血失和、肝郁气滞，表现为情绪低落、暴躁、爱生闷气等。

肝在五行中属木，与春季相应，通于春气。春季正是护肝养肝的好时机。经常生闷气、容易心烦意乱的人不妨试试合欢花，它有疏肝解郁、减压、安神的作用，如果与茉莉花、绿萼梅搭配，效果会更好。具体方法是：合欢花5克左右，用温水冲泡，也可搭配茉莉花、玫瑰花等一起喝。该方适合所有人群，每日饮用即可。

中医讲"郁久化热"，若频繁出现急躁易怒、失眠多梦等症状，说明肝火已极其旺盛。临床上，丹皮、栀子、黄芩、菊花等清肝泄热、解郁安神的效果也很不错，可在医生的指导下辨证调理。除了药物调理，保持心情愉快也很重要，若遇到不顺心的事，要学会用平和的心态对待一切。

疏肝理气玳玳花

玳玳花又称枳壳花、代代花，为双子叶植物药芸香科植物的花蕾。中医认为，玳玳花味甘、微苦，具有疏肝和胃、理气解郁、散积消痞的功效，常用于治疗胸中痞闷、脘腹胀痛、呕吐少食、咳嗽气逆等症。玳玳花入药可煎汤内服，常用量为1.5~3克，亦可冲泡代茶饮。

临床上治疗消化不良、胃腹胀痛、反酸打嗝，可取玳玳花、玫瑰花、甘菊花、茉莉花、苹果花、陈皮各 6 克，水煎微沸，代茶饮。将玳玳花、玫瑰花、茉莉花、川芎、荷叶各 9 克，研为细末，每次取 5 克，用沸水冲泡服用，还有很好的减肥降脂功效。

五种护肝中草药

肝脏是人体中重要的器官之一，担任着排毒、储蓄肝糖和分泌蛋白质等工作，但是很多朋友因为工作原因熬夜、聚会喝酒或者发怒生气等，都会伤了肝。肝伤了，很难被及时发觉，等到发现或许就晚了。事实上，临床已证明中药治疗肝病有自己独到的优势，以下这几种草药都是护肝宝：

五味子　五味子中富含多种活性成分——木脂素，具有保护肝细胞膜、抗脂质过氧化、促进蛋白质生物合成和肝糖原生成等作用。五味子能促进肝脏的解毒、保护肝脏免受毒害，并能使因滥用酒精、药物或肝炎而受损的肝脏组织再生。

服用方法：一般中药店销售的皆是以蜂蜜蒸熟的蜜制五味子，颜色乌黑，具有调养五脏、强心镇定的功能。

五味子敛肺滋肾，可与红枣、黄芪等一同入菜，做成粥品，对养肝相当有益。

白芍　白芍味酸苦，性微寒，有养血荣筋、缓急止痛、柔肝安脾等作用，为阴血不足、肝阳上亢患者所常用。白芍对四氯化碳、黄曲霉毒素 B_1、D-半乳糖胺所致的肝损伤有明显保护作用。

服用方法：建议白芍与当归、熟地等加入红糖煮30分钟，有补肝养血的作用。

红枣　红枣不仅是一种深受老百姓喜爱的食品，也是一味常用的中药。红枣内含有三萜类化合物的成分，可以抑制肝炎病毒的活性。

服用方法：最常用的方法是将红枣煎水服用。将10~30克红枣洗净，并用小刀在其表皮划出直纹来帮助养分溢出，然后加适量的水煮1小时左右即可。也可以在粥里加入红枣，做成枣粥食用。另外，将红枣加工制作成红枣莲子汤、红枣花生汤等也是比较常见的方法。

百合　百合性平、味甘，含蛋白质、脂肪、脱甲秋水仙碱，具有益气补中、益肺止咳的作用，并可软坚安神。秋水仙碱具有抗肝纤维化和肝硬化的作用，常食百合可防治肝硬化。

服用方法：如果用鲜百合，一定要将鳞片剥下，撕去外层薄膜，洗净后在沸水中浸泡一下，这样可以除去苦涩味。

甘草　甘草中含有甘草酸等护肝的有效成分。这些有效成分能改变细胞膜的通透性，从而达到阻止病毒侵入肝细胞的目的。甘草酸等有效成分还能集中附着在肝细胞内，起到有效抑制乙肝病毒的作用。

服用方法：甘草泡茶的方法很是简单，取甘草 10克，用约 500 毫升开水冲泡即可。甘草茶虽然能养肝护肝，但长期饮用可能会导致血压升高和身体水肿，因此甘草茶不适合长期饮用，每星期喝上几次就可以了。此外，高血压患者和肾功能损害的患者要慎用甘草茶。

蜂蜜配大蒜增强肝功能

新蒜开始陆续上市，将其与蜂蜜搭配进食，既可改善口感，又能提高其保健功效，尤其对于"春季养肝"很有帮助。

《本草纲目》记载蜂蜜："心腹邪气，诸惊痫痉，安五脏诸不足，益气补中，止痛解毒，除众病，和百药。

久服，强志轻身，不饥不老，延年神仙。"由于大蒜属辛辣刺激性食物，会刺激胃黏膜，而蜂蜜能和胃养阴，因此，吃蜂蜜浸泡过的大蒜，能弥补大蒜伤阴伤胃的缺点。同时，蜂蜜所含的矿物质和糖分，能与大蒜的营养成分结合起来，增强肝脏功能。

制作蜂蜜大蒜时，先把大蒜放微波炉中加热 1~2 分钟，或者用开水烫 5 分钟左右，然后再用蜂蜜泡 1 周左右即可食用。倒入蜂蜜前，可以先将大蒜放入 30% 左右的盐水中浸泡一段时间，捞出后沥干再放到蜂蜜中浸泡效果更佳。食用时，可以用水把蜂蜜稀释后饮用，也可加入适量的柠檬汁。

蜂蜜泡蒜的食用时间最好在晚饭后，能减少大蒜对胃的刺激。需要提醒的是，大蒜虽有杀菌作用，正常人每天最多也只能吃 2~3 瓣，肠胃不好的人每天只能吃半瓣左右。肝、肾疾病患者在治疗期间应避免食用。

生姜有助于治疗结肠炎

研究人员发现，服用生姜对结肠炎有一定的治疗作用。研究者让 60 名结肠炎患者分为两组，一组服用含有生姜提取物的胶囊，另一组服用安慰剂。结果显示，服用生姜提取物的患者，结肠炎相关指标都有一定的下降趋势。

急性肠炎试试车前草

急性肠炎多见于夏秋季，可能出现恶心、呕吐、频繁腹泻等，并伴有肚子绞痛、发热、全身酸痛等。出现严重的急性肠炎症状应及时就医，以免贻误病情。为大家推荐一个小方，以辅助治疗：

取鲜车前草500克，洗净切细，捣汁约150毫升，分4次饮服。一般1~3天即愈。

急性肠炎多由饮食不洁引起，伤及脾胃和肠腑，致使胃肠脏腑升清降浊和分清别浊功能失常，导致呕吐、腹泻等症状。鲜车前草，学名为"平车前"，具有利尿、清热、明目的功效，主治小便不通、淋浊、带下、尿血、黄疸、水肿、热痢、咳嗽、皮肤溃疡等，具有一定的抗菌消炎作用。《本草汇言》中就曾记载，车前子"同舒筋药用，能利湿行气，健运足膝，有速应之验也"。此外，车前草还有一定的利尿作用，用于此方主要是用其抗菌消炎的用途。

车前子药性偏寒凉，建议适量使用。脾胃功能不太好的人或者寒性体质的人，不适宜使用。

煮苹果可治腹泻

苹果富含维生素 C、有机酸、果胶及黄酮类化合物。生吃苹果，具有促进肠道蠕动、帮助通便排毒、降血脂、防感冒等作用。若煮熟了吃，煮过的果胶会起到吸附的作用，从而起到止泻的效果。肠胃功能较弱、经常腹泻的人可以把苹果煮熟了吃。

老拉肚子喝乌梅茶

慢性结肠炎患者老拉肚子，往往苦不堪言。专家推荐了一种用乌梅治疗的方法：

方法 取乌梅 30 克，加水 1500 毫升，将其煎至 1000 毫升，然后放入适量白糖即可。每天 1 剂，饭后饮用，连续饮用 1 个月为 1 个疗程。

点评 慢性结肠炎患者在发病初期，表现为多次腹泻（每天排便次数可达 20 次），大便带血、不成形、内有黏液，并伴有腹痛等，该病的发作期与缓解期会交替出现。该病属于中医的"泄泻"范畴，可辨证施治。

乌梅深受人们的喜爱，不仅是一种常见的水果，同时也是一种中药材，具有不错的治疗作用。乌梅味酸，性平温，有敛肺、涩肠、生津、驱蛔的功效。乌梅还有收缩肠壁的作用，因而能治疗腹泻，适用于脾虚久泻、久痢或大肠滑泻不止甚至脱肛不收等症状。

以下人群最好不要用乌梅：1. 小孩肠胃功能没有发育成熟，不适合服用乌梅。2. 刮痧以及祛痘后不能服用乌梅。3. 感冒发热、伴有咳嗽痰多的患者需慎用乌梅。

在用量上要适度，如果没有节制地服用乌梅，很容易损害牙齿，且容易上火，导致咳嗽痰多，不利于身体健康。

糖尿病性腹泻的中医治疗

糖尿病性腹泻者属脾气虚弱或脾肾阳虚之证，故以健脾补气利湿止泻药为主，酌加温肾、收涩的中药。基本方为参苓白术散，此方亦有中成药制剂，方便患者服用。对于糖尿病性腹泻，还可以用一些食疗、按摩、针灸等其他中医治疗方法。

对于食疗，糖尿病患者在血糖控制理想的情况下，可用茯苓、山药熬粥，在两餐之间作为加餐食用。平时饮食里可酌加生姜调味，因为生姜有清除胃肠水气的作用。

针灸治疗则应请有经验的医师施治，否则容易合并感染。如确属脾肾阳虚，患者可于每年冬至开始艾灸足三里穴，隔姜灸，连续9天。夏季不宜行艾灸治疗，容易动火。

此外，还可采取按摩疗法。第一步：双手重叠置于脐，绕脐按摩，如果有明确腹痛部位，也可以该部位作为按摩的重点。逆时针按揉腹部36圈，此为补法。第二步：顺时针按揉腹部36圈，此为泻法。一定要先补再泻。第三步：双手搓热，自下而上搓腰部36次，然后叩齿36遍，再以舌在口中搅动，先逆时针36遍，再顺时针36遍，将口中产生的津液徐徐咽下，以意念引至关元穴（脐下4横指处）。此为温肾法。

吃辣椒有利于肠道

最新研究发现，吃点辣椒可以增强肠道免疫力，抑制肠道肿瘤，还能延长肿瘤患病者的寿命。研究人员解释称，辣椒素的抗肿瘤活性物质与肠道内皮细胞上的辣椒素受体有关，一旦该受体被激活，就会启动相关机制提高肠道免疫力，抑制肠道肿瘤的发展。

俯仰呼吸利胆消炎

慢性胆囊炎患者常做运动可利胆消炎：1.端坐床沿或椅子上，臀部着座一半，两腿分开，双手按揉腹部，顺时针、逆时针各 25 圈。2.深呼吸 1 次，呼吸结束时，上身前俯，头部低于双膝，双手紧按小腹，将肺内余气排除。双手放松，头引颈向前伸，缓缓做深呼吸，并慢慢将上身抬起，恢复原坐姿。慢慢呼气，同时头及上身再缓慢下俯，尽量将余气排出，反复做 8~16 次。3.站立，双腿交替抬高 10~20 次，再进行 7~8 次下蹲运动。

呼吸系统

第二章

胖大海泡法不同功效各异

胖大海是一味常见中药，主要用于润喉，其泡法不同就会有不同的功效。

胖大海冰糖饮　胖大海 2 枚，冰糖适量。将胖大海置杯中，冲入沸水，加入冰糖，溶化后饮服，每日 1 剂。

功效：可清热解毒、利咽止痛，适用于慢性咽炎、咽喉不利、秋燥咳嗽、肺燥干咳等。

胖大海桔梗茶　胖大海 2 枚，苦桔梗 5 克，蜂蜜适量。将胖大海、桔梗同置杯中，冲入沸水，加入蜂蜜浸泡饮服，每日 1 剂。

功效：可清热利咽，适用于慢性咽炎、咽喉不利、咽痛声嘶、大便秘结、小便短黄等。

胖大海绞股决明茶　胖大海 2 枚，绞股蓝 5 克，决明子 5 克，蜂蜜适量。将三者同置杯中，冲入沸水，加入蜂蜜浸泡饮服，每日 1 剂。

功效：可清热疏肝、润肠通便，适用于慢性咽炎、高血压、高血脂、脂肪肝、习惯性便秘等。

胖大海罗布麻茶　胖大海 2 枚，罗布麻 5 克，蜂蜜适量。将胖大海、罗布麻同置杯中，冲入沸水，加入蜂蜜浸泡饮服，每日 1 剂。

功效：可清热平肝，适用于慢性咽炎、高血压、慢性肾炎等。

老人感冒喝车前陈皮水

很多感冒患者，如果症状表现为恶寒、头痛、咳嗽咳痰、呕吐、乏力、肌肉酸痛等，可以饮用车前草和陈皮泡水代茶饮。

陈皮，性温，味苦、辛，入肺、脾经，主要用于治疗痰热咳嗽。此外，陈皮对痰多咳嗽、脘腹胀满、食少吐泻等症状也有良效。

车前草，性凉，味甘，归心、肺、胃经，有清热利尿、祛痰、凉血、解毒的功效，可用于咳嗽、恶寒、头痛、乏力、肌肉酸痛等症状。

两种中药配伍特别适用于感冒反复发作的患者，尤其适用于抵抗力差、年幼或年长的患者，按中药性味理论，治疗风热感冒效果尤佳。长期服用此茶饮，有一定预防和治疗呼吸道感染的效果。

点揉风池防感冒

风池穴在枕骨之下，与风府穴相平，位于胸锁乳突肌与斜方肌上端之间的凹陷处。取穴时，用双手掌心贴住耳朵，十指自然张开抱头，食指能触及的凹陷处即为风池穴。用两手食指点住风池穴，用指腹用力揉动50次。这样能起到清热、疏风、解表的作用，可以预防感冒。

热敷三处防感冒

初春乍暖还寒，早晚温差大，稍有不慎极易着凉。察觉有浑身冷、打喷嚏等着凉症状时，可以通过热敷缓解不适，预防感冒。

步骤一：热敷前臂　将热水袋、热毛巾或装有温水的塑料瓶、玻璃瓶，放在手腕与手肘内侧的中点处，直到身体感觉温热为止。

步骤二：热敷脖子　正坐低头，头往前倾，将热水袋放在最突出的椎骨下方，即大椎穴附近，充分热敷，方法与步骤一相同。

步骤三：热敷肩膀　以步骤二的大椎穴为中心，左右两侧三指处，即肩中俞穴附近。同时热敷这两处，方法与步骤一相同。

治感冒六大经典方

桂枝汤　症状：出汗恶风、发热，伴全身肌肉酸痛，胃口差。方药：桂枝、白芍、炙甘草各10克，生姜2片，红枣10枚，水煎服。服药后可喝点粥，使身体微出汗效果更好。

麻黄汤　症状：恶寒发热，无汗，伴周身关节疼痛。方药：麻黄、杏仁各5克，桂枝、炙甘草各10克，水煎服。

葛根汤　症状：头痛恶风，伴后项痛、周身肌肉酸痛、喉咙痛，口渴。方药：葛根15克，桂枝、白芍、炙甘草各10克，麻黄5克，大枣10枚，生姜2片，水煎服。

大青龙汤　症状：发热无汗，咳吐浊痰，自觉体外怕冷、体内发热，伴周身疼痛，口渴，胃口差。方药：麻黄、杏仁、炙甘草各10克，桂枝15克，生姜2片，大枣10枚，水煎服。

小青龙汤　症状：咳吐清白痰，自觉非常冷，无汗，伴周身疼痛，胃口差，喉咙中时常觉得痒痒的想咳嗽。方药：麻黄、白芍、五味子、炙甘草、半夏各10克，干姜、细辛各5克，桂枝15克，水煎服。

小柴胡汤 症状：患者自觉忽冷忽热，有恶心感，伴两胁胀满。方药：柴胡、半夏、黄芩、党参各15克，生姜2片，大枣10枚，炙甘草10克，水煎服。

食疗有效防治春季感冒

春季气候多变，现代人锻炼少，体能下降，加之空气污染严重，导致感冒易发、频发。根据体质、感冒类型可以选择不同的食疗来防治感冒。比如风热型可选用银花薄荷汤、桑叶薄荷饮；风寒型可选用香菜葱白饮、豆腐豆豉葱白汤等；暑湿型可选用扁豆花藿香饮、藿香叶粥等。

银花薄荷饮 银花30克，薄荷10克，鲜芦根60克。先将银花、芦根加水500毫升，煮15分钟，后下薄荷煮沸3分钟，滤出加适量白糖，温服，日服3~4次。

桑叶薄荷饮 桑叶5克，菊花5克，薄荷3克，苦竹叶30克。将上药用清水洗净，放入茶壶内，用开水泡 10 分钟即可，随时饮用。

香菜葱白饮　香菜 15 克，葱白（带根）3 段，将两者洗净，加水适量，煮沸后再煮 5 分钟即可。

豆腐豆豉葱白汤　豆腐 250 克切块，淡豆豉 12 克洗净，二者与 15 克葱白段一起放入砂锅，加水煮开，改用文火炖 5 分钟，趁热顿服。

扁豆花藿香饮　扁豆花 20 克，藿香 12 克，银花 10 克，白糖适量。将扁豆花、藿香、银花洗净，加水适量煎煮，以白糖调味即可饮服。

藿香叶粥　鲜藿香叶 20 克，煎汤待用。先用粳米 100 克煮粥，加入煎好的藿香煮沸，即成藿香粥，每天服用 2 次。

风寒感冒多吃五类食物

小雪节气后气温骤降，稍不留神就可能感染风寒。专家指出，风寒感冒患者可多吃以下五类食物，有助于疾病康复：

热饮　茶叶含有天然抗菌复合物，能帮助身体抗感染，喝一杯热茶水能缓解打喷嚏、嗓子疼痛以及身体疲劳。洋甘菊茶、姜汁茶、绿茶等热饮能缓解鼻窦炎，减轻胃部不适，加入蜂蜜或柠檬汁可补充维生素C，也有助于抗感冒。姜黄茶也不错，因为姜黄具有天然抗炎功效。

含维生素C丰富的食物　吃维生素C丰富的食物能减缓风寒不适，并能缩短感冒时间。西柚、柠檬、橘子、酸橙、草莓、柿子椒等蔬果维生素C含量丰富，且含有能提高免疫力的黄酮类物质，感冒患者不妨多吃一些。

深绿色叶菜、蔬果　十字花科蔬菜如卷心菜、西兰花、甘蓝等含有强抗氧化物，可以消灭感染。花菜含有胆碱和谷胱甘肽，有助于抵挡细菌和病毒。蘑菇、红薯等也是不错的选择。蘑菇能延长白细胞生存周期，而白细胞是抗感染的第一道防御。红薯含有丰富的维生素A，能帮助身体产生更多的白细胞，使人体免受感染和侵害。

鸡蛋　当身体不舒服时，仍需补充一些蛋白质，此时鸡蛋就是最佳选择。因为鸡蛋容易消化且含锌，锌在许多风寒感冒药中可见。

酸奶　酸奶是益生菌的优质来源，含有的益生菌能为肠道补充健康菌群，有助于身体康复。

吃泡菜有助于防流感

酸荸大头菜是泡菜的一种，也称腌萝卜。这种泡菜含有丰富的乳酸菌，可以预防甲型 H1N1 流感病毒感染。因此，为防止流感侵袭，建议大家不妨吃些泡菜，同时多喝水，常洗手，别老揉鼻子，以防把手上的病毒直接带到易受感染的鼻黏膜。

气温忽冷忽热备个防流感方

春季气温忽冷忽热，很容易被流感偷袭。患者常会出现显著头痛、身痛、乏力、咽干及食欲减退等，部分病人有鼻塞、流涕、干咳等症状。

根据大样本体质调查，现代人少动多坐，阳虚、气虚体质者居多。

为此，我们改变了传统预防流感用的大量清热解毒药的习惯，给出了一个更适宜现代人体质的方子：藿香10克，连翘10克，桑叶10克，苏叶10克，杷叶15克，布渣叶10克，桔梗10克，玄参15克，神曲15克，千层纸10克，葛根20克，甘草6克。

此方组成药性平和，其中连翘、桑叶、苏叶疏风解表；千层纸、桔梗、玄参利咽止痛；针对岭南地区气候湿重的特点，加入藿香芳香化湿，葛根升清降浊；神曲、布渣叶消食导滞；杷叶清肺热。

所以，此方有疏风解表、清热利咽、祛湿消食导滞的功效，也有预防流感的作用，可用于未中招或刚中招流感人群服用。此方不寒不热，口感不会很苦，适合大众人群服用。

作为预防及流感初发使用，建议连续服用3天。此方若用于预防，此用量适宜1~3人服用；若用于已经感冒者，建议一人一方。

按摩三穴缓解感冒

常按摩风池、列缺、迎香这三个穴位可在一定程度上缓解感冒不适。

风池穴　风池穴位于后颈部枕骨下，两条大筋外缘凹陷中，约与耳垂齐平。用力旋转按揉，以有酸胀感为宜。每日1~2次，每次100下，有祛风解表之功。

列缺穴　列缺穴位于桡骨茎突上方，腕横纹上1.5

寸，可两手虎口相交，一手食指压在另一手的桡骨茎突上，食指尖端到达的凹陷处即为列缺。一手拇指按于另一手的列缺穴，轻轻摩擦，以发热为度。每日 2~3 次。

迎香穴　迎香穴位于鼻翼外缘中点旁、鼻唇沟中。屈拇指，用拇指的指间关节按压穴位，以有酸胀感为宜，如产生鼻酸流泪感，效果更佳。每日 2~3 次。

此外，按摩耳郭也可防治感冒。用双手拇指、食指轻擦耳郭，擦至局部透热（由内向外发热），预防感冒时两耳交替按摩，每日 1 次，每次 5 分钟。

防感冒做个中药香囊

冬季也是感冒高发季节，昼夜温差大，干燥多风，人们在预防上火的同时，还要预防感冒。专家指出，预防感冒，不妨自制一个中药香囊挂在身上或室内等地，不仅醒脑开窍，行气健胃，还能预防感冒。

香囊的成分　檀香、藿香、大叶桉、普姜、羌活、山柰、佩兰、薄荷、黄皮叶等。

用法　佩戴在胸口或置于枕头边，或吊在汽车中，或吊在房间里，均可化毒除瘴，辟邪祛风。

使用期 药心（粉）可用2年以上，然后煮水沐浴，可活血通络，祛风胜湿，提神醒脑，有效防治皮肤病、香港脚等疾病。

除了佩戴中药香囊预防感冒外，还要注意保暖，及时增减衣物，多喝水。另外，还要注意个人卫生及室内通风。这些都有利于预防冬季疾病。

白菜防感冒

白菜含有丰富的维生素，具有益胃生津、清热除烦等功效，对人体健康非常有益。大白菜中含有大量粗纤维，可促进肠壁蠕动，保持大便通畅。下面介绍两款白菜的做法，常吃既能防感冒，又能强肾：

凉拌白菜心 材料为白菜心、大葱、虾皮、精盐、食醋、味精。选结实的大白菜心，切成细丝；大葱葱白顺切成细丝。上料加虾皮、精盐、食醋、味精、香油混合，拌匀即可。可开胃消食，有预防感冒之功效，也有减肥的作用。

海米烧白菜 材料为白菜心、海米、冬笋、水发香菇、葱姜、精盐、白糖、料酒、高汤、香油、味精。将白菜洗净，顺切成长条，再改刀成段；冬笋切成片，香菇切成两半。起炒锅，色拉油烧至六成热，加入白菜一炸，倒出，控净油。重新起炒锅，慢火下肥猪油熬炼出油，去掉肉渣。开旺火，用葱姜烹锅，加上冬笋、冬菇炒，再入高汤、调料、海米、白菜烧烂，加上味精，淋上香油即成。可消食下气，既能防感冒，又对肾虚阳痿有一定效果。

冬季感冒咳嗽　食疗效果更好

感冒咳嗽，看似芝麻大点的小事，但不及时治疗也会引发不可预想的后果。尤其是在冷空气来袭的冬季，感冒咳嗽的人越来越多，一旦咳嗽起来就没完没了，甚是折磨人。在冬季，咳嗽分为很多种，所以要想有效治疗咳嗽就要对症下药，这样效果才会更好。

生姜红糖　患风寒感冒还伴有咳嗽时，可以用生姜 3~5 片（小儿 1~2 片）、大蒜 7~10 瓣（小儿 2~3 瓣）、红糖半勺一起煮，要小火煮 10 分钟，把蒜头的辣味煮掉，这样效果好。

蒸大蒜水　取大蒜 7~10 瓣（小儿 3~5 瓣），拍碎，放入碗中，加入半碗水，放入一粒冰糖，在碗上加上盖子，放入锅中蒸，大火烧开后改小火蒸 15 分钟即可。当碗里的蒜水已不烫了，较温时喝下，大蒜可以不吃，一天 2~3 次，一次小半碗。大蒜性温，入脾胃、肺经，治疗寒性咳嗽、肾虚咳嗽效果非常好，且方便简单。

麻油姜末炒鸡蛋　将一小勺麻油放入炒锅内，油热后放入姜末，稍在油中过一下，随即倒入一个鸡蛋炒匀，在临睡前趁热吃下，每晚吃一次，坚持吃上几天，就能看到明显的效果。

梨、花椒、冰糖　梨一个，洗净，靠柄部横断切开，挖去中间核后，放 20 粒花椒、2 粒冰糖，把梨上部拼对好，放入碗里，上锅蒸半小时左右即可。蒸花椒冰糖梨对治疗风寒咳嗽效果非常明显。

风寒感冒初起　刮痧有奇效

轻度和初期的风寒感冒，此时风寒刚刚入里，易于"刮"出，效果最明显。

先将生姜、葱白各 20 克捣烂如泥，用纱布包裹备用。患者取坐位或俯卧位，操作者先用生姜、葱白泥在患者前额、太阳穴涂擦，再擦背部脊椎两侧，最后是肘窝、腘窝，用适当的刮痧器具刮至皮肤潮红。生姜和葱白都有发汗解热的功效，可以明显提升刮痧的效果。如伴有恶心者，还可刮胸部、腹部等部位。刮痧后，微微出汗效果最佳。

但是，刮痧需要注意以下几点：首先，应选用正确的刮痧器具，尽量选取边缘钝而圆滑的器具，如牛角梳子背脊、瓷汤匙、刮痧板等，其厚度要适中，太厚刮不到痧，太薄易伤皮肤；其次，刮痧板应与皮肤成90度角，垂直下压，单方向刮，不要来回刮，力道由轻渐重，每处刮3~5分钟即可；最后，刮痧前要涂抹润滑剂，一般常用食用植物油即可作为润滑剂，如麻油、菜籽油、花生油、豆油等，清水和按摩乳也可以。

风寒感冒外治法

生麻黄70克，荆芥、防风、葛根、桑叶、菊花、桑白皮、桂枝各50克，黄芩、细辛各25克。

先将上述药物放到锅里，加入1500毫升水，煎煮20分钟后，将煎液倒进盆里，余下的药渣加水继续煎煮。先用首煎药液蒸汽熏脚，等温度合适后再泡脚，为保持药水温度可以随时加入二煎药液，每次 20~30 分钟，若药液能没过小腿更好。药液可重复使用，只需加热即可。

感冒喝药茶

无论是普通感冒还是流行性感冒早期，症状较轻者，都可以采用自我药疗的方法。中药治疗感冒的方子很多，这里向大家推荐一些既经济又实惠的药茶治疗法：

紫苏叶茶　干紫苏叶 15 克，揉成粗末，沸水冲泡，加入少许红糖，代茶频饮。紫苏叶味辛，性温，有发表散寒、行气宽中的作用，适用于风寒感冒的初期。

核桃葱姜茶　核桃仁 5 克，葱白、生姜各 25 克，红茶叶 15 克。将上述诸药捣烂，与红茶叶一起放入砂锅内，加水煎煮，去渣取汁，每日 1 剂，温服汤汁，并盖被卧床，待汗出，避风。主治感冒、发热、恶寒、头痛等。

苍术贯仲茶　苍术、贯仲各等份，用布包扎，每包 30 克，备用。每次取 1 袋沸水冲泡，代茶频饮，可预防流行性感冒。

蒲公英茶　蒲公英 20 克，水煎，代茶饮，每日 1 剂，连用 3~5 天，对流行性感冒有一定的治疗作用。

桑菊杏仁茶　桑叶、黄菊花、杏仁各 10 克，白砂糖适量。将上述三味药共煎取汁，调入白砂糖，代茶饮。有疏风清热、宣肺止咳之功，可治疗风热感冒引起的咳嗽等症。

三招巧治感冒

盐水漱口　每日早、晚餐后用淡盐水漱口，以清除口腔病菌。在流感流行的时候更应注意盐水漱口。此时，仰头含漱使盐水充分冲洗咽部的效果更佳。盐，性寒，有清热解毒、杀虫止痒的功效，尤其适合风热感冒合并咽喉疼痛、咽痒、声音嘶哑者。

芫荽米汤　芫荽（香菜）30 克，大米 100 克。先将大米洗净，加水煮汤。取大米汤与芫荽共煮 10 分钟，趁热一次服，风寒感冒可用。香菜有辛温解表的作用，加上热米汤温中和胃，尤其适合怕风怕冷、流清水鼻涕者。

荆芥防风汤　荆芥、防风各 5 克泡服，热水泡 10 分钟。适用于风寒风热不明显的各型感冒。

蜂蜜泡枇杷止咳

鲜枇杷洗净晾干，放入容器中加蜂蜜浸泡。密封后放于阴凉干燥处，泡至枇杷完全褪色后，即可备用。用时取泡好的枇杷蜂蜜汁一汤匙，含于咽喉部慢慢咽下，服后暂不要喝水、吃东西，让药液尽量贴护在咽喉处。每天3次。

痰多难咳吃点橘红丸

很多人咳嗽时，有过痰多却咳不出来的难受感觉，如果吃一种药，能让痰液不那么黏稠，一咳即出，无疑会使呼吸道变得通畅。橘红丸就是这么一种非处方类中成药。

橘红丸是价廉效验的常用祛痰剂，是由橘红、款冬花、茯苓、紫菀、瓜蒌皮、生石膏等十八味中药配伍研细末加入适量蜂蜜而制成的丸剂，具有清肺、化痰止咳的功效。临床上该药主治由肺热痰黏不易咳出，肺气不宣，肺失肃降而上逆，气机不畅引起的胸闷口干、咳嗽、舌苔黄等症。常用于治疗急性支气管炎和慢性支气管炎急性发作。除此外，橘红丸还具有健脾的作用，能缓解身体的疲劳感。

服中成药前同样要辨证，注意咳嗽的症状和咳痰的颜色。如果出现咳嗽气喘、胸膈烦闷、口干舌燥、舌苔黄腻、吐痰色黄质稠，这些都是热咳表现，均可放心服用橘红丸。如果出现咳嗽、痰色白质清稀有沫、畏寒、小便清长、舌苔白等症状，这是外感风寒引起的寒咳，一般不宜选用橘红丸。本药为蜜丸制剂，成人口服每次1丸，病重者每次2丸，每日2次，空腹温开水送服，可连用5~7天，儿童酌减。服药时忌辛辣油腻食物。

最后要提醒的是，由于上述药物药性偏燥，服用时可多吃一些蔬菜或润肠的食物来防止便秘的发生。

百合甜杏粥治咳嗽

秋季是由炎夏向寒冬转换的过渡季节，本就是呼吸系统疾病的高发季节。进入秋季后，水分的缺乏也导致人的咽喉、鼻腔等有干燥之感。从中医的角度来看，秋燥之邪更易通过口鼻呼吸道或者皮肤毛孔侵入肺部，所以，一些身体状况本身很好的人在秋季也容易出现喉痒、咳嗽等症状。

中医认为，百合味甘，微苦，性微寒，入心、肺二经，为清补之品。百合甜杏粥具有养阴润肺、清心安神、解热利尿、止咳平喘、理胃健脾的功效。

材料　糯米 100 克，百合 30 克，甜杏仁 20 克。

做法　1. 糯米洗净，百合用水泡软，杏仁洗净。2. 用锅盛水，放糯米煮开，调小火煮半个小时，加入百合和杏仁继续熬煮，半小时后即可关火饮用。

痰黄咳嗽萝卜蒸饴糖

萝卜 500 克，捣烂，绞取汁液，盛碗中，加饴糖15~30 克，蒸化，慢饮。

专家点评：萝卜蒸饴糖对治疗痰热咳嗽有一定疗效。方中的饴糖是以米、大麦、小麦、粟或玉米等粮食经发酵糖化制成的糖类食品，又称为"饧""胶饴"。饴糖，味甘，性温，入脾、胃、肺经，能补中缓急，润肺止咳，解毒，主要用于脾胃虚弱、里急腹痛、肺燥咳嗽、咽痛等症状，可烊化（指将胶类药物放入水中或加入少许黄酒蒸化，溶化，再倒入已煎好的药液中和匀）内服，亦可熬膏或入丸剂。

萝卜，味辛、甘，性凉，能清热生津，凉血止血，化痰止咳，利小便，解毒。萝卜能促进新陈代谢，增进食欲，帮助消化，可以化积滞，用于食积胀满、痰咳失音等，亦可降低血脂，软化血管，稳定血压，预防冠心病、动脉硬化、胆石症等疾病。

需要注意的是，本方主要用于热咳、燥咳，表现为黄痰、声音嘶哑、鼻塞等，而其他类型的咳嗽则应在医生的指导下对症用药。

鱼腥草治春咳

进入春季，昼夜温差较大，加上春季湿度增高，病原微生物容易滋生且过敏原比冬季多等因素，人体的呼吸道受刺激就会产生咳嗽、咯痰等症状，此即为"春咳"。医学专家介绍一款春咳调理汤——鱼腥草木蝴蝶猪肺汤。

鱼腥草又称为"折耳根"。在治疗呼吸道炎症性疾病上，鱼腥草是"天然抗生素"。

中医认为，木蝴蝶入肺经、肝经、胃经，既可以利咽清肺，又可以疏肝和胃，并且味甘、微苦，也适合食疗之用。

汤饮中还加入了化痰止咳的南北杏和益肺止咳的猪肺，清中带补，不至于寒凉伤正，可预防春咳或者辅助治疗春咳。

推荐食疗方 鲜鱼腥草80克，木蝴蝶20克，南杏仁15克，北杏仁15克，猪肺500克，猪瘦肉100克，蜜枣1颗，生姜2片。鱼腥草洗净；将猪肺洗净焯水；木蝴蝶洗净，装入汤料袋内，袋口扎紧；猪瘦肉洗净，飞水后切大块。所有材料共入瓦煲内，加入矿泉水2500毫升左右，先武火煮沸，之后改文火慢熬1.5个小时便可。这是三四人的量。清肺利咽，化痰止咳。

红酒梨汤润肺止咳

梨汤是我国传统的食疗补品，在干燥的冬季，喝梨汤能止咳祛痰，对嗓子有保护作用。平时大家都习惯用水煮梨汤喝，但你是否知道，红酒煮梨对身体也同样有很好的保健作用呢？

梨子营养丰富，能润燥化痰，润肠通便，而红酒中含有的原花青素能保护心血管，白藜芦醇能抗癌。在煮梨汤时，加入适量紫红的葡萄酒，既补充了梨和红酒中的营养物质，给人视觉上的享受，还能温暖肠胃，使其润肺止咳的功效发挥得更好。

此外，在煮的过程中，红酒中的酒精大多已挥发掉，只会剩下一点微微的酒香，所以不必担心喝下这一大碗红酒梨汤会醉。如果不喜欢酒味，可以煮久一些或加些冰糖在里面。需要注意的是，煮梨汤时一定要带着梨皮，因为梨皮润肺化痰的效果比梨肉更强。

原料　红酒 500 毫升，水晶梨一个，冰糖适量，肉桂粉少许，柠檬半个。

做法　水晶梨去核，对半切开，放入泡有柠檬的清水中防止变色；将红酒倒入锅中，放入冰糖、肉桂粉，煮至冰糖溶化；放入水晶梨，中火煮至红酒翻滚，小火继续煮一个小时后关火，放凉后再放入冰箱冷藏，几个小时后便可食用。

吃巧克力有助于止咳

轻微咳嗽时吃什么管用？研究人员说，吃可可含量高的巧克力效果也不错。最近一个针对 OTC 止咳药的大规模研究显示，与传统止咳药相比，含可可的止咳药效果更好。这是因为可可有润滑的特质，比大多数止咳药更黏、更厚，能包裹住嗓子里的神经末梢，让其不会发痒，从而止咳。

穴位按摩止咳

感冒看似小病，但头晕脑涨、流鼻涕、咳嗽等症状使身体及精神备受折磨。感冒了咳嗽怎么办？中医认为，可按摩合谷穴和风池穴等两大养生穴位，效果相当于止咳水。

按摩合谷穴取穴方法　拇、食指张开，使虎口拉紧，另一手的拇指关节横纹压在虎口上，拇指关节向前弯曲，拇指尖所指凹陷处就是合谷穴了。动作要领：将拇指的指肚放在另一只手的合谷穴上，沿着拇指的骨头边缘按压，会觉得很舒服，但又稍微觉得有点疼，可以再加点力气按压。

按摩风池穴取穴方法　后脑双侧高骨下为风池穴。动作要领：两手手指交叉，手掌贴于后脑部，两手拇指按压穴位，柔和而有力地按压，按压的同时，抬起下颌使头后仰，5秒钟左右，突然把拇指松开，这样反复做5~10次。

中医按摩治疗感冒咳嗽除了按摩以上的合谷穴及风池穴外，还可按摩曲池、太阳、大椎、肺腧、足三里等穴位。

小柴胡汤治愈顽固性咳嗽

久咳不愈，可严重影响患者的睡眠和生活质量，这就是医学上所说的顽固性咳嗽。该症的诊断尚无绝对标准，通常指无明显肺部体征、病程超过三周之咳嗽。由于该症病因多，病机不十分明确，故治疗效果大多不尽如人意，以致求助于中医的久咳患者越来越多。

顽固性咳嗽，中医称"久咳、久嗽"，多为内有积热、痰热、痰饮，又外感风寒所致，虽病位主要在肺，但与肝、胆、脾、胃、心、肾诸脏均相关，故《素问·咳论》有"五脏六腑皆令人咳，非独肺也"的记载。南方，尤其是湖南地区居民喜食辛辣食物，体内多有积热，若外感风寒之邪，或过食辛辣、油腻、生冷、发物等，可使病情反复，久久不愈。

小柴胡汤为和解少阳之代表方，由柴胡、黄芩、半夏、人参、生姜、大枣、甘草组成，具有扶正祛邪、和解表里、健脾和胃、疏利肝胆、升降气机、调和阴阳等作用。

现代药理研究发现，本方有抗炎、调节免疫力、退热、镇咳、保护胃黏膜、护肝利胆、调节内分泌等作用。临床上用该方加减治疗慢性支气管炎、肺炎、顽固性咳嗽、难治性发热、耐药性肺结核、急慢性胃炎、胃溃疡、胸膜炎、肋间神经痛、肋软骨炎、胃肠神经官能症、失眠等多种疾病，多能取得满意疗效。

看懂症状止咳快

咳嗽痰白祛风寒　患者咳嗽，咯白色稀痰，伴有鼻流清涕、怕冷、头身疼痛等症状，是受风寒引起的。

咳嗽痰黄除痰热　主要表现为咳嗽，尤以清晨起床前后最严重，咳痰黄稠，咯吐不爽，伴有咽痛声哑、小便黄等症状，多由于肺火炽盛，火热郁结成痰，痰阻气道而致，治宜清热化痰。

以上两种情况可用化痰止咳汤：黄芩15克，桑白皮 10 克，茯苓、桔梗各 6 克，知母 3 克，水煎取汁，分早晚 2 次饮服，每日 1 剂，连续 5 日。

咳嗽气短补肺气　主要表现为咳嗽无力、气短，活动时尤其明显，咳痰清稀。还伴有易疲劳、面色发白、怕风、血压偏低等症状，多由肺气虚损、呼吸功能异常所致。

以上症状可按手腕解决：在手腕掌侧横纹靠拇指侧，有肺经的原穴——太渊，经常按摩此穴，可以补益肺气、止咳化痰。用一侧手的大拇指用力点按对侧的太渊穴，持续 5 分钟，之后换手操作，每日 2 次。

咳嗽无痰滋肺阴　主要表现为干咳、无痰或痰少而黏。有的痰中带有血丝，伴有口燥咽干、声音嘶哑、手脚心发热、盗汗（晚上睡着出汗）、舌红少津等症状。

以上症状可用银耳百合粥：银耳、百合各 10 克（提前泡发），粳米 50 克，一同熬粥食用，每日 1 次，连续 10 日。

咳嗽胁痛泻肝火　主要表现为咳嗽阵阵发作，咳痰黄稠，咳嗽时牵引胸胁痛，还伴有急躁易怒、心烦口苦、头晕目赤、大便干结、小便短赤等症状。

以上症状可用杞菊茶：菊花、枸杞各 6 克，加开水冲泡当茶饮，喝完可续水，味淡时嚼食枸杞，每日 1 次，连饮 1 周。

久咳不止吃南瓜泥

南瓜 250 克，蒸熟后捣成泥状，放凉，加入蜂蜜 15 克拌匀，放冰箱里备用。每天早晚吃饭前取出来，空腹吃 50 克。

感冒咳嗽多由风寒之邪侵袭、内郁肺气、肺卫失宣而引起的，可以通过食疗的方法来缓解。这个食疗偏方确实有化痰止咳的作用。南瓜，又名番瓜、倭瓜、金瓜，除了是食品，还做药用，最早见于明代的《滇南本草》。中医认为南瓜性温，味甘无毒，入脾、胃二经，能润肺益气，化痰排脓，驱虫解毒，治咳止喘，疗肺痈便秘等。现代研究认为，其营养价值较高，并有利尿、美容等作用。民间有用蒸熟南瓜混合蜜糖吃治哮喘的验方。

现代研究发现，南瓜含有丰富的烯酸类物质，能覆盖受损伤的呼吸道上皮细胞，不仅能增强上皮细胞的再生能力，还能降低其敏感性，从而止咳。蜂蜜也有润肺止咳的功效，能祛痰。因此，二者配合起来补中益气，能够治疗感冒引起的痰喘咳嗽。但是，南瓜吃多了会助长湿热，特别是皮肤有疮毒、黄疸和脚气病患者皆不宜多食。

秋冬止咳秘方

独门止咳秘方"盐蒸橙子"做法：1.彻底洗净橙子，在盐水中浸泡一会儿。2.将橙子割去顶，就像橙盅那样的做法。3.将少许盐均匀撒在橙肉上，用筷子戳几下，便于盐分渗入。4.装在碗中，上锅蒸，水开后再蒸10分钟左右。5.去皮，取果肉连同蒸出来的水一起吃。

转转大拇指止咳

秋季气候逐渐变得干燥起来，专家建议，平时不妨经常转转大拇指。大拇指上有肺经的少商穴，经常这样做可以激发肺经气血，使肺经通畅。双手交叉，大拇指悬空，相互环绕着转动即可。

两个大拇指在上面相互打转时尽量不要使两个拇指碰触。每次可以顺时针转100圈，再逆时针转100圈，然后从肩窝开始沿着手臂内侧至大拇指的这一段肺经进行敲打，舒活肺经气血的效果会更好一些。

常刮手臂能润肺

想要润肺脏，可以在手臂和手掌处刮刮痧，此法可以强壮肺脏，保持肺和皮肤的滋润。

具体方法：用刮痧板隔衣刮拭手臂的前侧肺经和手臂外侧大肠经部位。一般刮拭肺经从肘关节尺泽穴略上处开始，向下刮至拇指的少商穴；刮拭大肠经从手肘的曲池穴略上处开始，向下刮至食指商阳穴。每天刮拭 1 次即可。还可以用刮痧板的较长直边刮拭手掌，方向由掌心刮向无名指和小指的指根，刮至该区域皮肤有微热感即可。此处为手掌的肺反射区，经常刮可以起到滋养肺脏的作用。

常以此法刮痧可以滋养肺脏，促进血液循环，增强皮肤保水能力和分泌皮脂的能力，从根本上保持肺脏和皮肤的润泽。

红葡萄酒减缓肺老化

红葡萄酒中的白藜芦醇，抗癌性能在数百种人类常食的植物中是最好的，能防止正常细胞癌变并抑制癌细胞的扩散。肺部老化，表现为肺功能下降，是慢性肺病的重要危险因素。近期研究人员又发现，红葡萄酒中的白藜芦醇能减缓肺老化。

清肺润肺有妙招

茯苓柚子饮　柚子肉中含有非常丰富的提高免疫力、降低胆固醇的物质维生素 C 以及类胰岛素成分铬，能辅助降血糖、降血脂。茯苓具有利水祛湿、健运脾肺、宁心安神的功效。

柚子外皮加肉切成小丁，茯苓 6 克，材料整理干净备用，锅内加入冷水，把柚子丁和茯苓放入，用小火煎煮到出汁滤去废渣，倒入杯中，加冰糖调匀（糖尿病人不加），即可饮用。

香蕉银耳莲子汤　香蕉含有维生素 A，能提高机体免疫力。银耳益气清肠，滋阴润肺，强心安神，其中的多糖成分可以提高机体对强刺激的耐受力。

干银耳泡水 2 小时，鲜莲子剥壳，若用干莲子则泡水 2 小时；香蕉切小片。将所有材料放入锅中，小火慢煮半小时。

补肺润燥青鸭羹

青头鸭又称花头鸭，它的味道较清淡，《本草纲目》中有记载："鸭肉有清热、排毒、滋阴、增强人体免疫力、补肺、润燥、养颜的作用，很适合秋冬气候干燥时食用。"现推荐一道青鸭羹。

制作方法非常简单：取青头鸭1只，草果3粒，赤小豆150克备用。

先将上述材料清洗干净，再将草果及赤小豆填入青头鸭的腹部，加入水慢火清炖，炖至鸭肉熟透即可。食用时可以把鸭肉斩件蘸酱油食用。

赤小豆性平，味甘酸，具有利水除湿的功效；草果性温味辛，具有燥湿除寒的功效，并且能够调和鸭肉的寒性。任何人都可把它长期当作日常保健食用。

肺气肿患者常练举手呼吸

吸气时两臂上举，挺胸直腰；呼气时两臂放下，身体略向前倾。呼气时间应是吸气的2倍。一日数次，既可健身，又能治病。

举手呼吸是利用胸大肌、肩部肌肉和胸背部肌肉的力量。在举起手臂时，胸廓就会被抬起，肋间隙加宽。此时胸腔内压力下降，有利于吸入的空气进入肺泡；而放下两臂时，胸廓会下垂缩小，胸腔内压力增加，有利于废气呼出体外，此时如果将下垂的两臂用力压迫胸廓两侧，效果更佳。举手呼吸对肺气肿病人是一种十分有效的辅助呼吸方法。

老中医的护肺抗霾方

近年，雾霾天气增多，在影响出行的同时，也最易伤及人的肺脏，使人出现咳嗽、鼻塞等症状。以下推荐一款"宣肺抗霾解毒方"，能够在雾霾天里扶正祛邪，起到利鼻喉、护心肺、解毒邪的作用。

当感觉呼吸稍有不适时，可服用小方：升麻2克，赤芍3克，党参3克，桔梗3克，葛根3克，甘草2克，丹参3克，生姜2片（后下），每日1剂，用水煎煮，分2次服。连服3日，症状可有所缓解。

当感觉鼻子和咽喉不适、呼吸不畅、胸闷不适、喉痒咳嗽时，可服用大方：升麻6克，赤芍6克，党参6克，桔梗 6 克，葛根 6 克，甘草 3 克，丹参 6 克，生姜 5 片（后下），每日 1 剂，用水煎煮，分 3 次服。连服 2 日即可。当出现发热、恶寒、出汗时，可在上述大方基础上去掉生姜，加黄芩 6 克、薄荷 5 克（后下），用水煎服，儿童用量可酌情减半。

方中升麻、葛根、党参三味药温凉相配，能够扶正祛邪，疏通鼻喉；桔梗、甘草两味药可利肺驱邪，化痰消肿；赤芍、丹参可益心定志，散瘀排毒；而生姜、桔梗则是"引经之药"，能引导各药药效上达至胸膈，帮助疏利鼻喉，排出雾霾邪毒。雾霾天有上述不适症状者，可以参考此方，建议在医师指导下服用。

雾霾伤肺艾灸迎香、天突

雾霾严重影响着人们的健康，空气中的二氧化硫、氮氧化物以及可吸入颗粒物一旦进入人体，会引起咳嗽、痰多、咽痒等不适，诱发呼吸道疾病以及心血管疾病。利用中医艾灸的方法可以有效改善因雾霾天带来的诸多不适。

首先是迎香穴，该穴位于鼻翼旁开 1 厘米左右的皮肤皱纹中，可直接用艾条悬于迎香穴上方灸 10~20 分钟，艾条应与皮肤保持一定的距离，以免烫伤。灸完迎香穴后还可用手指轻轻点按该穴，感觉发麻有胀，效果更好。

老年人心肺功能衰退，受雾霾天气影响，更容易出现咳嗽、咽痒等不适，这时可以灸灸天突穴。该穴位于胸骨上窝中央，将艾条点燃后，悬于该穴上方，艾灸 10~20 分钟可以很好地缓解上述不适。除此之外，天突穴下的璇玑（在胸部，当前正中线上，胸骨上窝中央下 1 寸）、华盖（前正中线上，平第一肋间）、紫宫（前正中线上，平第二肋间）、玉堂（前正中线上，平第三肋间）等穴位，也适合艾灸。

需要提醒的是，艾灸肺部穴位时会出现嗓子痒、咳嗽等症状，这是症状好转的反应，无需担心。

雾霾伤身中医支招

雾霾天气可对身体造成一定的危害，采用以下中医方法有助于预防和减轻雾霾所致的疾病：

揉搓迎香　寒冷的空气加上雾霾天气更容易引发感冒，而按揉迎香穴对预防感冒有一定的作用，如果日常能坚持按揉迎香穴，可以作为一种雾霾天预防感冒的方法。

迎香穴位于鼻翼两侧1厘米的皱纹中，经常按摩可以祛头面之风，散巅顶之寒，从而增强抵抗外邪的能力。具体方法是：用双手的食指按住鼻翼两侧的迎香穴，按照顺时针和逆时针的方向各搓摩36次，会有酸胀感向颌面放射，每日2次。

饮食润肺　中医认为"肺主行水"，肺气有推动和调节全身水液的输布和排泄的功能；而百合、梨等食物有"润肺"的作用，这里的"润"就是"滋润"。中医认为，肺乃娇脏，喜湿恶燥，所以在雾霾天多吃一些如百合、梨、山药、白萝卜、荸荠等润肺的食物，对肺部的健康是很有帮助的。

药茶熏眼　很多人有这样的感受，如果在雾霾天的室外待的时间稍长，就会出现眼睛涩痛、发红的症状，而这恰恰就是雾霾对眼睛伤害的表现之一。许多常见中药就可以改善这些症状，如菊花、枸杞子、决明子等，这些中药加上一些绿茶叶泡水后，用其蒸气熏眼对雾霾天引起的眼睛干涩、疼痛有很好的缓解作用。

自制膏方抵御雾霾

空气不佳，五花八门的"清肺"食谱纷纷登场。专家建议，所谓"清肺"也就是清热、利湿、解毒，可以在茶水里加点罗汉果，它是清咽利肺、止咳化痰的良药。一般一个罗汉果可以冲泡四五次，而最好是在吃完午饭后喝，由于清晨的雾气最浓，人体在上午吸入的灰尘杂质比较多，午后喝就能及时清肺。雾天的饮食宜选择清淡易消化且富含维生素的食物，要多饮水，多吃新鲜蔬菜和水果，不仅能补充维生素和无机盐，还能起到润肺除燥、祛痰止咳、健脾补肾的作用。

专家还介绍了几款可以在家自制的补益肺肾、养阴润肺的"膏方"，可以在医生指导下根据自身体质服用：

枇杷叶膏　枇杷叶 200 克，瓜蒌皮 80 克，麦冬 80 克，白糖 500 克，用水把枇杷叶、瓜蒌皮、麦冬用水煎煮、取汁，加白糖和匀，文火浓缩收膏。每次 1 匙，每日 3 次，适用于咳嗽多痰、咽痛音哑等。

川麦雪梨膏　川贝母、细百合、款冬花各 15 克，麦门冬 25 克，雪梨 1 千克，蔗糖适量。将雪梨榨汁，梨渣同药材煎煮 2 次，每次 2 小时，汁液合并，兑入梨汁，文火浓缩后放入蔗糖 400 克，煮沸即可。每次 15 克，每日 2 次，温开水冲服或者调入粥中食用。可清肺润喉，生津利咽。

百合麦冬膏 百合、麦冬 80 克，蜂蜜适量。将百合、麦冬水煎取汁，共煎 3 次，把液体合并，文火浓缩，加入等量蜂蜜，煮沸。每次 20 毫升，每日 2 次，温开水冲服。可润肺止咳，适用于肺燥干咳。

慢阻肺患者宜常拍拍背

冬季是慢性阻塞性肺病高发期。慢阻肺通常包括慢性支气管炎和肺气肿两类疾病，该病主要症状有气短、呼吸困难、咳痰、胸闷等。

对于慢阻肺患者，除了必要的药物控制外，经常拍击其背部，有助于阻塞的气道通畅、分泌物排出，改善肺部情况，同时还能缩短用药时间，进而起到排痰、通气、抗炎等作用。

患者采取坐位或侧卧位（根据患者肺部啰音情况，若左侧啰音多采用右侧卧位，右侧啰音多则采用左侧卧位）。医生（或家人）将手五指并拢，略弯曲，使掌心呈凹状，对患者背部自下而上、自外向内，以中等力量进行扣拍。建议每日扣拍 3~5 次，每次扣拍 3~5 分钟。

需要注意的是，拍打时要求发出"嘭嘭"的声音，而不是"啪啪"的声音。此外，拍击的力量应因人而异，拍击时注意患者的感觉，若有不适，应减轻力量或停止。

半夏厚朴清咽汤治慢性咽炎

慢性咽炎病多因外感风热或风寒客邪，用药过于寒凉，肺失宣降，水液凝集为痰，聚于咽喉部所致。虽然气滞痰凝，然局部炎症常年难清，每有外邪感染，轻则诸症加重，重则咽部红肿焮痛又起，反复发作，经年难愈。

法半夏 15 克，苏梗 9 克，炒僵蚕 9 克，石菖蒲 9 克，生姜 3 片，厚朴 15 克，蝉衣 9 克，泡参 30 克，麦冬 12 克。水煎服，每日一剂，分 3 次服。

若新感风热较盛，咽喉红肿疼痛，可加清热解毒药如银花、连翘、射干、元参、生甘草；若咳嗽咽痒痰多，加桔梗、杏仁、前胡；若发音嘶哑者，有声带息肉或声带水肿，痰结甚重，法半夏可用至 30 克，并加大贝、夏枯草以清热散结消肿；若舌淡苔白腻，湿痰重，需加法半夏、厚朴量，更加茯苓以运湿痰。部分慢性咽炎患者面色不华、困倦多寐、少气纳呆、脉细无力，属脾虚气陷、痰气郁阻，本方合补中益气汤。

咽喉痛喝罗汉夏枯茶

罗汉果 1 个，夏枯草 15 克，将罗汉果与夏枯草一同入砂锅水煎取汁，反复煎煮 3 次，将药汁合并后，加入红糖适量拌匀饮用。

罗汉果味甘、酸，性凉，有清热凉血、生津止咳、润肺化痰等功效，可用于治疗痰热咳嗽、咽喉肿痛、大便秘结、消渴烦躁等症状。

罗汉果为卫生部首批公布的药食两用名贵中药材，其所含罗汉果甜甙比蔗糖还甜，且不产生热量，是蔗糖的良好替代品。现代医学证明，罗汉果对支气管炎、咽喉炎、百日咳等有显著疗效。夏枯草，味辛、苦，性寒，归肝、胆经，具有清肝泻火、明目、散结消肿之功效，可用于目赤肿痛、头痛眩晕、乳房胀痛等。两者合用煎服，具有清肺化痰的功效，对肺热、肝火犯肺导致的咽喉痛、咳嗽、咯痰有良好效果。

要注意两点：一是这两味药都性寒凉，脾胃寒弱者慎用；二是两味药均具有清热作用，肺气虚寒者不宜服用。

咽干咽痛点按两穴

咽痛时可用棉签、牙签或拇指指甲点按双侧少商穴和商阳穴，每天 3~5 次。少商穴为手太阴肺经井穴；商阳穴位于手食指末节外侧，为手阳明大肠经井穴。此二穴均可通经络，活气血，清肺逆，降脏热，利咽喉，消肿痛。

防咽炎揪廉泉穴效果好

各型慢性咽炎症状大致相似且多种多样，如咽部不适感、异物感、咽部分泌物不易咳出、咽部痒感、烧灼感、干燥感或刺激感，还可有微痛感。由于咽后壁通常因咽部慢性炎症造成较黏稠分泌物黏附，以及由于鼻、鼻窦、鼻咽部病变造成夜间张口呼吸，常在晨起时出现刺激性咳嗽及恶心。揪廉泉穴至出痧，对于防治咽炎，尤其是急性咽炎见效很快。

廉泉穴在喉结上方，舌骨体上缘的中点处，为任脉之穴位，有利喉舒舌、消肿止痛之功，主治急慢性咽炎、口舌生疮、暴喑等。据中医"腧穴所在，主治所在"的治病理论，用拇指与食指揪廉泉穴处皮肤至出痧为止，能祛瘀排毒，活血通络，见效甚好。

慢性咽炎虚证实证各有妙方

咽喉炎的食疗需要辨证，不过一般可以分为实证和虚证。实证一般表现为咽喉红肿热痛，而虚证一般以咽干、咽部有异物为主。急性期冲一杯罗汉果菊花茶或胖大海直接冲茶喝也是不错的，煲汤的话可以选择青橄榄、油柑子这一类的，加点瘦肉就好。慢性期以虚证为主，可以选择沙参、麦冬、百合、石斛、女贞子这一类养阴润燥药为主。

此外，患者平时的生活习惯对疗效也有重要影响，辛辣刺激的食物可以适当吃一点，但不宜多。另外就是一些特别咸的食物，因为特别咸的食物渗透压高，进入口腔咀嚼后会使口腔及咽喉部局部脱水，症状会更明显。

最后，应该特别注意作息有时，不要经常熬夜。经常熬夜耗伤人体阴液，阴液不足不以敛阳，故容易有虚火上炎的症状。通常虚火型的咽炎人群，以干瘦型为主，性情比较急躁，手心发烫，烘热感明显。实火型的常见形体壮实的人群，脸色通红，声音铿锵有力。

银翘解毒丸治咽喉疱疹

银翘解毒片 4 片内服，每日 2 次。一般用药 3 至 5 天疱疹及溃疡可完全消失。

苦丁茶治咽炎

早晨起床，很多人会感觉嗓子里堵着什么，用力咳出点痰来才舒服；刷牙的时候，经常觉得恶心……这些都是慢性咽炎的表现，是咽黏膜及周围淋巴组织发生的慢性炎症，在人群中极为多见，且有逐年上升的趋势。中医认为，咽炎多由肺肾阴亏、津液不足、水亏不能制火而虚火上炎所致。这类患者可以试试苦丁茶。

3~10 克苦丁煎汤或开水冲泡，放凉后加入一汤匙蜂蜜搅拌均匀。每次含漱 2~3 分钟后咽下，每天数次，5~7 天为 1 个疗程。苦丁茶味苦微甘，性寒，入肝、胆、胃经，有散风热、清头目、除烦渴、止泻痢、疗便血等功效。苦丁茶比一般茶叶苦，但苦中寓甘，先苦后甜，非一般茶叶可比。经常上火、口干、便秘者，患有高血压、高血脂、高血糖、慢性胆囊炎、慢性泌尿系统炎症的人，喝苦丁茶很有好处。苦丁茶兼具保健和消炎作用，能滋润口腔，产生清凉感，达到止痛效果。蜂蜜有较好的抗菌消炎、收敛解毒、祛瘀止痛等功效。因此，苦丁茶治疗急慢性咽炎效果良好。

需要注意的是，由于苦丁茶性寒，体质虚寒的中老年人、慢性肠胃炎患者、风寒感冒患者以及经期妇女、孕产妇忌服。

中医特色疗法治慢性咽炎

冬季气候干燥，慢性咽炎患者在这个时期容易复发或加重。慢性咽炎属中医"喉痹"范畴，主要为肺胃阴虚、七情郁结、痰阻咽喉所致。以下几个中医特色疗法对慢性咽炎有不错的疗效：

中药超声雾化　金银花、黄芩、野菊花、藏青果、象贝、姜半夏各10克，桔梗6克，前胡、薄荷各9克，玄参、花粉各15克。将上药浓煎取汁100毫升，每次取20毫升雾化吸入10分钟，每日2次，10天为1个疗程。

咽后壁黏膜下注射　取复方丹参注射液2毫升（也可用板蓝根注射液4毫升、地塞米松2毫克），用5~6号注射针头分别注入咽后壁两侧黏膜下，深度以能注药为度，每侧各注入1毫升，每周3次，2周为1个疗程，疗程间休息5天。

咽后壁喷射　取黄柏50克，加水500毫升，水煎取浓汁100毫升，静置10分钟后，取其上清液2毫升，抽入注射器内，药液温度保持在30℃左右，以5号长针头直喷整个咽部及咽后壁，每天1~2次，5~6天为1个疗程。

天突穴刺血拔罐　酒精棉球消毒天突穴（颈部，当前正中线上，胸骨上窝中），再用刺血针刺几下，然后用小的真空罐拔10分钟，拔出瘀血。5天拔罐1次，拔罐后咽喉处可立感清爽，1~2次即可明显见效。

金银花清咽方

取金银花、菊花、麦冬各 15 克，桔梗、木蝴蝶各 10 克，甘草 5 克，蜂蜜适量。将金银花、菊花、麦冬、桔梗、木蝴蝶、甘草一起用开水冲泡后，调入蜂蜜即成，可代茶频频服用。

从药物组成上看，"清咽方"中的金银花具有清热解毒、疏散风热的作用，菊花具有疏风清热、平肝明目的作用，麦冬具有滋阴润肺、清泻生津的作用，桔梗具有宣肺祛痰、散郁利咽、载药上行的作用，木蝴蝶具有清肺热、利咽喉、治咳嗽的作用，甘草具有泻火解毒、调和药性的作用，蜂蜜具有补肺润燥、消炎止咳的作用。将这些药物合用，可起到较强的清热解毒、利咽祛痰的功效，适合有咽部充血、咽干咽痒、红肿疼痛、咽间痰滞、吞咽不适等症状的慢性咽炎患者使用。

五招缓解嗓子疼

嗓子疼虽是小毛病，带来的麻烦可不小，说话、吃东西都会受影响。为减少嗓子不适，可试试以下几个防治方法：

含润喉糖 嗓子疼的时候，可以含片润喉糖来缓解症状，尤其是薄荷糖和桉叶糖，清凉润喉效果很不错，对防治伤风咳嗽也有一定帮助。

多喝水 喉咙发炎红肿时，就提醒人体要补水了。补水量以尿色呈淡黄色或无色为度。充足的水分能滋润细胞膜，促进细胞代谢废物。尤其嗓子疼是由于感冒引起的时候，多喝水有助于缓解症状。

喝茶 绿茶、白茶、黑茶、红茶乃至草药茶一般都有镇痛、提高免疫力、防止细菌感染的效果。喝的时候加入一小匙蜂蜜还能加强杀菌效果，早日摆脱嗓子不适。

喝鸡汤 鸡汤含有一定的盐分，钠有消炎、缓解嗓子疼的效果，而且鸡汤的营养成分也比较丰富，能增强抵抗力，促进机体自愈。

盐水漱喉 研究表明，盐水漱喉能有效缓解喉咙发炎。具体做法是在一碗温水里加入小半匙食盐，待食盐充分溶解后就可以用来漱喉，冲洗咽喉部位的黏膜能起到杀菌、缓解炎症的作用。如果喉咙有刺痛感，还可以再加点蜂蜜来润滑，能加强杀菌效果。

嗓子疼的自然疗法

温盐水漱口 盐有助于杀菌抗感染，盐水漱口可缓解喉咙肿胀，冲刷口中黏液，有助于缓解嗓子痛。半杯温开水中加入 1 茶匙盐，每次漱口 30 秒。

蜂蜜柠檬茶水 蜂蜜不仅含有有益的维生素，还有助于提高免疫力，抗击感染。天然蜂蜜中含有大量抗氧化剂，缓解嗓子痛比止咳糖浆更有效。柠檬有助于黏膜收缩。

吮吸蒜瓣 大蒜中的蒜素有助于杀灭病毒和细菌。将蒜瓣切开后吮吸，有助于防止感染，缓解嗓子痛。感觉嗓子痒的时候，可立即口含蒜瓣，吮吸 5~10 分钟最好。

补锌 锌离子是抗菌剂，有助于抗击炎症。锌含片有助于缩短感冒病程。选择含维生素 C 的锌含片，还有助于提高免疫系统抗病能力。

嗓子发炎西瓜蘸盐

嗓子、牙龈发炎后，晚上把西瓜切成小块，蘸着盐吃。一定要在晚上，当时症状就会减轻，很快就能好。

这个方子确实有效。因为西瓜古来就是去火良方，被历代医家视为咽喉、口腔良药。方子中之所以要蘸盐，是取盐的抗菌消炎之效，二者共同作用，对炎症作用十分显著。不过须用常温下的西瓜，冰西瓜可能会加重咽部不适。

山药冬瓜汤化痰祛湿

中医研究一般认为，黏的东西可以补脾益气，但是有痰湿体质的人却不能吃过于甜黏的食物，这是因为甜黏食物不但不能补脾，反而还会有副作用。比如说元宵、奶油蛋糕中含有大量的糖油，又甜又腻，不好消化，容易影响脾功能而生痰。山药虽黏，但滑润，易消化，不甜腻，就比较适合痰湿体质的人了。

痰湿体质的人饮食最好以清淡为主，可以多选择如海带、冬瓜、赤小豆、扁豆类食材。体质偏胖的痰湿体质人群，一定要避免进食肥肉和甜黏、油腻的食物。

痰湿体质者适合食用山药冬瓜汤。用 150 克冬瓜加50 克山药放至锅中文火煲 30 分钟，调味后即可饮用，可健脾、益气、利湿。

四种食物治哮喘

豆腐　豆腐 500 克，麦芽糖 100 克，生萝卜汁 1 杯，混合煮开，为 1 日量，分早晚 2 次服用。此食疗方对肺热型的哮喘病十分有效。

杏仁　杏仁 5 克，麻黄 6 克，豆腐 100 克，混合加水煮 1 小时，去渣，吃豆腐喝汤。每天或隔天一服。此食疗方对哮喘病人也很有效。

丝瓜　鲜嫩丝瓜 5 个切碎，水煎去渣后给予口服；或用丝瓜藤汁，每次口服 30 毫升，每日服 3 次，方法为取丝瓜藤离地面 3~4 尺处剪断，断端插入瓶中，鲜汁滴入瓶内，一天可集液汁 500 毫升。

核桃　核桃对哮喘有较好的疗效，可取核桃仁 5 克、杏仁 5 克、蜂蜜 30 克，将这 3 种物质混在一起蒸熟，再加生姜汁 20 滴，一次性服完。每隔 2 日服上述药方 1 次，连服 5~7 次。或取核桃 30 克、生姜 15 克、猪肺 250 克，洗净猪肺，加水放入核桃仁、生姜，炖熟。每日 3 次，在 1~2 日内服完。这样的食疗方适用于哮喘病日久不愈、反复发作的肾虚患者。

哮喘患者的药膳妙方

双杏全肺汤　银杏（白果）15 克，甜杏仁 30 克，猪肺 1 只（300 克左右），黄酒、盐适量。将白果去壳、衣，打碎，甜杏仁洗净打碎，与白果放在一起，加黄酒湿润备用。猪肺洗净后，将白果仁、甜杏仁塞入气管内，将气管扎紧，放入砂锅，加黄酒、盐，炖至熟烂，切片食用，每日 2~3 次，可供 6 次食用。

白果味甘、苦、涩，性平，可敛肺气，定喘嗽；甜杏仁可止咳下气；猪肺味甘，性平，入肺经，《本草纲目》称之为补肺气止咳的佳品。三者配伍，加强了补肺通气、定喘宁咳、灭菌消痰之功效，对于久病肺虚喘咳有一定疗效。白果有小毒，每次食 3~5 个即可，勿过量。

茯苓大枣杏仁粥　茯苓 15 克，大枣 10 克，甜杏仁（研碎）25 克，粳米 60 克。以上诸料洗净共入锅中，慢火煮粥。

茯苓利尿祛湿健脾，大枣补气健脾，杏仁润肺止咳，粳米补中益气。湿去脾健，脾健则痰不易生，从而达到治疗目的。本品对于四肢水肿、便溏、乏力的哮喘患者尤为适宜。

核桃骨脂胶冻　核桃仁 250 克，补骨脂 35 克，石花菜15克,糖桂花、白糖适量。将补骨脂加水煎汁,去渣,再将核桃仁加部分煎汁磨浆。石花菜加煎汁在锅中烧至溶化,加白糖搅匀,把磨好的核桃仁浆放入搅匀,加热至沸。出锅倒入餐盒中,冷后入冰箱冻结后撒上糖桂花,切块食用。

核桃仁甘温,可补肾养血,润肺纳气定喘;补骨脂性温,味辛、苦,可补火温阳,温肾纳气而平喘咳。石花菜胶黏成冻,桂花及糖可调味。本品对肺肾寒喘咳有一定效果。

丝瓜鸡汤治哮喘

生姜150克切片,干丝瓜瓤10克,生乌鸡1只。将乌鸡洗净,把生姜片和丝瓜瓤放在掏空的鸡肚子里,将鸡肚子用线扎上,放入锅中加水武火煮开,然后用文火炖1个小时。食用前,可以适当加入少量香油、盐。要求成年患者在3天内将整只乌鸡连同鸡汤吃完,未成年患者在5天内将乌鸡连肉带汤吃完。严重患者按照此方吃3只乌鸡后,病情可有所减轻,病情较轻者食用1只即可。需要提醒的是,服用期间需要忌辛辣食物、韭菜和羊肉。

中医认为，丝瓜味甘、性凉，入肝、胃经，有祛风化痰、通经络、行血脉等功效。尤其是丝瓜能祛风化痰，对哮喘有很好的疗效。乌鸡对人体具有特殊的滋补作用，而且胆固醇含量较低。《本草纲目》中指出，乌鸡用以补虚劳体弱，可治疗各种虚弱杂症。

最新医学研究表明，生姜成分可以有效松弛呼吸道的平滑肌肌肉，使患者肌肉更松弛，呼吸更顺畅。

西兰花缓解哮喘

最新研究发现，每天吃一两份清蒸西兰花是缓解哮喘的全新食疗法。西兰花及其他十字花科蔬菜中所含的萝卜硫素有助于抗击导致哮喘的呼吸道感染。新研究通过实验室检测发现，常吃甘蓝、卷心菜、花菜、白菜等十字花科蔬菜可减少甚至逆转肺部损伤。西兰花富含维生素 A、维生素 C、维生素 B_6、铁、钙及膳食纤维，脂肪含量为零，且含有大量抗氧化剂，具有抗癌性。专家指出，这项新研究为哮喘治疗效果不理想的患者提供了新方法。但专家提醒，此研究尚处实验阶段，哮喘发作或出现严重呼吸道疾病时，患者必须遵医嘱接受正规治疗。

食疗方治哮喘

冰糖糯米饭　糯米 100 克，冰糖少许。洗净糯米焖饭或蒸熟，将冰糖整块熬好，浇在饭上，每日午餐热后服用，不可过量。

白糖白果　水发白果 150 克，白糖 100 克，淀粉 25 克。白果砸去外壳后放入锅内，加清水和少量的碱。烧沸后去皮，挖去白果心，再放入碗内，加清水，煮熟。再把白糖、白果加清水 250 克，大火烧沸，用淀粉勾芡，就可以食用了。

半夏茯苓萝卜膏　萝卜 1000 克，半夏、茯苓、陈皮、白术各 10 克，白糖适量。萝卜洗净，刮成细丝，与上面四种药加水蒸煮半小时，滤出汤汁。再用小火煎熬成稠状时加入白糖，待成膏状时停火。待凉后食用，每次 1~2 匙，每天 3 次。

姜末白糖核桃肉　核桃肉 500 克，姜末 0.5 克，白糖 120 克，熟植物油 1000 克，甜面酱 100 克，碱 25 克。

将核桃肉用碱水浸泡半小时后，浸水漂净，捞出沥干，放入七成熟的油锅内不断炒动，变成金黄色后且浮出油面时捞出。再留出原油 25 克，加白糖 70 克，稍等再加入甜面酱、姜末翻炒，加水 200 克拌匀，倒入核桃肉，不断翻炒，使汁浓缩，裹住核桃肉。可以配合正餐食用，或做点心。

分泌系统

第二章

多晒太阳少得糖尿病

研究发现，适度接触阳光照射有助于延缓肥胖症和糖尿病的发病进程。接触阳光照射导致皮肤释放出来的一氧化氮不仅有益于心脏和血管健康，而且有益于人体的新陈代谢调节功能。

吃坚果可防糖尿病

研究人员发现，平均每天吃 1 盎司（28 克）坚果（如核桃、花生、杏仁、榛子、腰果、碧根果、开心果）能将罹患糖尿病的风险减少 40%、患冠心病的风险降低 1/3、患癌风险减少 15%。

姜豆醋治糖尿病

取上等黄豆 1 千克、生姜 0.5 千克（切成片），把黄豆一层压生姜一层用香醋泡好，置入玻璃瓶内，2 个月后即可食用。每天早晚各食用 10 粒黄豆和生姜（数片），坚持不间断服用半个月有效。用此方法注意三点：

1.可停用其他治疗糖尿病与高血压的药物；2.糖尿病患者所必须控制的饮食不可废止；3.此方还有降血压作用，服用时一定要定期检测糖尿病和血压指数，酌量增减，以免欠效或降压降脂血糖过快引起身体不适。

糖尿病茶疗

糖尿病应用茶疗，有利于消除症状，恢复健康。下面介绍3款茶疗方：1.丝瓜200克洗净切成薄片，盐少许，水适量，煮成汤，茶叶5克用开水冲泡滤汁，兑入丝瓜汤，温热时饮用，每日2次；2.糯米100克，加水适量煮成汤，红茶2克用开水冲泡滤汁，兑入糯米汤。趁温热时服食。每日早晚各1次，1个月为1个疗程；3.鲜玉米须100克，加水500毫升，煎沸5分钟，加入绿茶2克浸泡，取其汁分3次饮用，每日1~2剂。

芹菜治糖尿病

鲜芹菜500克捣烂取汁，每日2次饮完，连服3个月。

黑豆治疗糖尿病

黑豆 30 克，黄精 30 克，蜂蜜 10 克。把黑豆、黄精洗净，去杂质，一起入锅中，加入清水 1500 毫升。浸泡 10 分钟，再用小火慢炖 2 小时，离火后加入蜂蜜搅匀即可。每日 1 剂，当点心食用，日服 2 次，每次 1 小瓶，喝汤吃豆。

藕汁治糖尿病

藕汁性凉，有抑制尿糖和生津止渴的功能。患者常喝藕汁可控制病情发展。服用方法：将藕榨汁半茶杯，开水冲饮，早晚各 1 次。如有热象，用中药天花粉 15 克煎水半碗冲入藕汁同服。

鲜萝卜汁治糖尿病

将鲜萝卜（红皮者为佳）洗净，捣烂取汁，不加热，不加佐料。

每天早、晚各服 100 毫升，15 天为 1 个疗程，一般 10 天即有疗效。可连续服用 6 个疗程，对缓解各期糖尿病症状、降低血糖、尿糖均有作用。若使用萝卜汁配合中药治疗，疗程可缩短 1/3 左右。

鲜茶叶治糖尿病

刚采摘的鲜茶叶，用冷水洗净晾干，切不可晒、烤、烘、炒。取这种茶叶 10 克，用 500 克冷开水浸泡 5~6 个小时后当茶饮，最后将茶叶一次吃掉，只要长期坚持，就可以收到疗效。注意事项：

1. 茶叶有鲜药性的功效，因此服药后不能喝茶，如果要喝的话应安排在 4~6 小时后。2. 喝冷茶后胃区不适者，不宜用本方法。3. 睡前 2~3 小时不要喝茶。

灵芝山药治糖尿病

将灵芝 10 克、山药 30 克切成片，入砂锅内水煎，煮沸后以文火再煎 40 分钟，分早晚 2 次。

苦瓜能治糖尿病

科学家从苦瓜中发现一种类胰岛素的物质"多肽 -P",有降低血糖的显著作用。动物实验证明:类胰岛素可使严重糖尿病动物的血糖下降,而且不论注射、口服疗效都相同,因而营养学家和医生都推荐苦瓜为治糖尿病的良药。取苦瓜 250 克,洗净切碎,水煎半小时,频服,每次一茶杯;或把苦瓜烘干,碾成粉,压成片剂,每片重 1.5 克,每日服 3 次,每次 15~25 片,饭前 1 小时服,治愈率达 79.3%,并无副作用。

治糖尿病药方

黄鳝中富含黄鳝素 A 和黄鳝素 B。

糖尿病患者常吃、多吃黄鳝鱼(炖、炒、烹、炸不限)具有治疗糖尿病的奇妙效果。

每次用南瓜 250 克煮淡汤(低盐)服食,早晚各服 1 次(不饱可补常食),连用 1 个月可获明显效果。

洋葱 150 克、熟瘦猪肉 100 克同锅煮熟而服食,日服 2 次,连食 2 个月,也会明显见效。

葡萄酒、葱头治糖尿病

将 1 个拳头大的葱头（洋葱）平分 8 份，浸入 500~750 克的红葡萄酒中 8 天后，每餐前空腹吃葱头 1 份，喝此酒 60~100 克。此方有刺激胰岛素分泌、降低血糖、提高视力、缓解乏力等功效。为保证连续服用，应在首次服用的当天就如法制备下一轮的用药。

老豆腐渣治糖尿病

取老豆腐渣适量，入锅炒得焦黄为度，加入少许葱花、味精、芝麻油，搅匀即可。每日 2~3 次，每次服食 1 小碗，连服半年一般即可痊愈。

僵蚕治糖尿病

僵蚕又名天虫、白僵蚕、僵虫。据临床报道：内服僵蚕丸，轻症每次 1 克，每日 3 次；重症每次 2 克，每日 3~4 次。治疗 2~5 个月后，血糖降低，为防复发，可以每日 2 克来维持。僵蚕研细末冲服也可。白僵蚕还有催眠作用，糖尿病伴有失眠者，更为适宜。

胡桃饮治疗糖尿病

每天用 12 枚胡桃，破壳，取出肉。将硬壳、分心木（壳内分隔胡桃肉的部分）和胡桃肉加水 750 毫升，文火煎 60 分钟，至药汤约剩 300 毫升。去除硬壳及分心木，将药液及果肉分成 3 份，每日 3 次，于饭前半小时各服 1 份，30 天为 1 个疗程。用药后 1 周，查尿糖 1 次，每个月后查 1 次血糖、血脂。如果血糖、血脂降到正常，可改用维持量，即取 4 枚胡桃敲碎煎汤，于午饭前半小时服用，可融合降糖药长期服用，不必间断。

松花粉可治糖尿病

临床实践证明，长期服用松花粉的确对糖尿病有较好的治疗作用。

松花粉为松科植物马尾松及其同属植物的干燥花粉，又名松花、松黄，始载于《新修本草》。春季花刚开时，采摘花穗，晒干，收集花粉，除去杂质。其味甘性温，入肝、脾两经，具有收敛止血、燥湿敛疮、祛风益气的功效，常用于治疗肺阴不足、咳嗽带血、久痢不止、外伤出血、小儿湿疹、黄水疮、皮肤糜烂、脓水淋漓等症。松花粉的用法是：内服——取 3~6 克，煎汤、浸酒或米汤调服；外用——取适量，干撒或调敷患处。

睡前喝醋助控糖

一项研究证实，进餐时喝点醋能降低餐后血糖，对糖尿病前期患者效果最明显。另一项研究也显示，和吃不含醋食物的糖尿病人相比，吃浸醋面包者餐后 30 分钟的血糖明显降低，而且不容易感到饥饿。

此外，还有研究表明，睡前喝一勺醋有利于 2 型糖尿病患者控制血糖。醋酸可使肠道对葡萄糖的吸收减少、减慢，降低食物的血糖指数，还能增加骨骼肌中的葡萄糖 -6- 磷酸含量。

黄瓜苦味成分能抗癌降糖

一项新研究发现，黄瓜中苦味化合物具有防治癌症和糖尿病的功效。

新研究中，研究人员确定了使野生黄瓜产生强烈苦味的基因，包括黄瓜、南瓜、冬瓜、西瓜和西葫芦在内的野生葫芦科植物都含有产生苦味的"葫芦素"化合物。野生葫芦科瓜果及叶子在印度和中国入药已有几千年历史，通常作为催吐剂和泻剂及肝病治疗来用。最新研究发现，葫芦素可以杀死或抑制癌细胞生长，对于糖尿病也具有重要的防治功效。

新研究结果显示了通过调整黄瓜基因使其更具有可食用性，该结果有助于更容易地大批量生产葫芦素，用于临床试验和可能的新药研制中。

喝全脂奶防糖尿病

一项研究成果显示，喝全脂奶能将患上 2 型糖尿病的风险降低 23%。

研究团队对约 2.7 万名年龄为 45~74 岁的人进行了为期 14 年的追踪调查，发现有 2860 名参与者患上了 2 型糖尿病。研究人员控制了其他风险因素（如年龄、性别、季节、饮食习惯、总的能量摄入、身高体重指数、从事的体力活动量、吸烟、酗酒与否和教育程度）后发现，与不摄入全脂乳制品的人相比，每天摄入 180 毫升全脂牛奶的人，患 2 型糖尿病的风险降低了 23%。

酸奶防糖尿病

最新研究发现，长期坚持喝酸奶有助于降低患 2 型糖尿病患病风险。每天 28 克酸奶就可以降低 18% 的糖尿病患病几率。

研究人员认为，除了钙、镁等元素带来的益处之外，酸奶中的益生菌有助于改善肠道内环境，减少炎症发生，并调节与食欲控制有关的激素，这可能是其降低糖尿病患病风险的原因。

专家建议，预防糖尿病最好的方法是坚持锻炼、均衡饮食，并坚持低盐、低脂肪、低糖的饮食习惯。

糙米预防糖尿病

一项最新研究发现，糙米中含量丰富的"γ-谷维素"能够调节胰腺"β 细胞"，帮助胰腺功能恢复正常，从而起到预防糖尿病或减轻糖尿病症状的作用。

研究报告说，连续 13 周给实验鼠单纯喂食高热量食物，会导致 β 细胞总量减少，胰岛素的分泌量也随之减少。如果让实验鼠同时摄取高热量食物和 γ-谷维素，则不仅能够保持 β 细胞数量稳定，还能够维持其正常功能。研究人员说，糖尿病高风险人群正大幅增加，根据最新研究，今后有必要关注糙米的作用，重新认识其价值。

五种蔬菜有助于控制糖尿病

糖尿病患者除了要按照医嘱服药调理外，在日常饮食中可以多吃一些苦瓜、洋葱之类的家常菜，有利于控制病情。

苦瓜　肉质柔嫩，性寒味苦，富含多种营养成分，尤其维生素C的含量高居各种瓜类之首。药理试验发现，苦瓜中所含的苦瓜皂甙，有非常明显的降血糖作用，不仅有类似胰岛素样的作用，堪称植物胰岛素，而且还有刺激胰岛素释放的功能。

洋葱　甜润白嫩，含有前列腺素 A 和含硫氨基酸，有扩张血管、降血压、降血脂、防止动脉硬化的作用，对预防糖尿病的并发症非常有益。

黄瓜　爽脆甘甜，含糖量仅 1.6%，糖尿病病人可以此代替水果食用，并可从中获取维生素 C、胡萝卜素、纤维素、矿物质等。黄瓜中还含有丙醇二酸，能抑制身体中糖类物质转变为脂肪，故身体肥胖及同时患有高血压、高血脂的糖尿病病人更应多食黄瓜。

莴笋、竹笋　糖和脂肪含量均很低，其中莴笋含胰岛素激活剂，对糖尿病病人有益。竹笋属高纤维素食物，可延缓糖尿病病人肠道中食物的消化和葡萄糖的吸收，有助于控制餐后血糖。

食疗方治糖尿病

方一　桃树胶 15~20 克，玉米须 30~60 克。两味加水共煎汁，日服 2 次。平肝清热，利尿祛湿，和血益气，用治糖尿病。

方二　西瓜皮、冬瓜皮各 15 克，天花粉 12 克。加水煎服，每日 2 次，每次半杯。清热祛湿，利水，用治糖尿病之口渴、尿浊。

方三　糯米爆成的米花 50 克，桑根白皮 50 克。水煎，日分 2 次服。清热，补中益气，用治糖尿病之烦渴不止。

方四　将嫩笋削皮切成长方片，用酱油浸泡一下即捞出。锅内放入植物油烧至八成热，下笋片煎炸成金黄色即可。用治糖尿病，益气，清热。

方五 将山药洗净蒸熟，饭前 1 次吃完，每日 2 次，用治糖尿病之口渴、尿多、易饥。

六款药膳治甲状腺肿大

海藻饮 海藻 50 克，白糖 25 克。将海藻洗净，切碎，放入锅内，加水 400 毫升，置武火烧沸，再用文火炖煮 25 分钟，放入白糖即成。代茶引用。软坚消痰，利水泄热，适用于甲状腺肿大。

海带炖仔鸭 海带 250 克，仔鸭 1 只，料酒 10 毫升，葱 10 克，姜 5 克，盐 4 克，味精 3 克，胡椒粉 2 克。将海带用水浸漂 2 小时，切丝；仔鸭宰杀后，去毛、内脏及爪；姜切片；葱切丝。将仔鸭、海带、料酒、姜、葱同放炖锅内，加水 2800 毫升，置武火烧沸，再用文火炖煮 45 分钟，放入盐、味精、胡椒粉即成。佐餐食用。软坚化痰，利水泄热，适用于甲状腺肿大等。

海带粥 海带 50 克，粳米 100 克。将海带洗净，切丝；粳米淘净。将海带、粳米同放锅内，加水适量，置武火烧沸，改用文火煮 35 分钟即成。佐餐食用。软坚消瘿，适用于甲状腺肿大等。

黄药子饮 黄药子 20 克，白糖 25 克。将黄药子润透，切片，放入锅内，加水 300 毫升，置武火烧沸，改用文火煮 25 分钟，放入白糖即成。每周 1~2 次。凉血，降火，消瘿，解毒，适用于甲状腺肿大等。

昆布炖淡菜　昆布 250 克，淡菜 150 克，料酒 10 毫升，葱 10 克，姜 5 克，盐 3 克，味精 2 克。将昆布洗净，切丝；淡菜洗净；姜切片；葱切段。将昆布、淡菜、姜、葱、料酒同放炖锅内，加水适量，置武火烧沸，再用文火炖煮 35 分钟，放入盐、味精即成。每日 1 次。补肝肾，消瘿瘤，适用于甲状腺肿大等。

黄药藕节粥　黄药子 20 克，藕节 50 克，粳米 100 克。将黄药子洗净；藕节洗净，切片；粳米淘净。将黄药子、藕节、粳米同放锅内，加水适量，置武火烧沸，改用文火煮 35 分钟即成。每周 1~2 次。凉血，消瘿瘤，适用于甲状腺肿大等。

萝卜紫菜治甲状腺肿大

白萝卜 200 克洗净切丝，紫菜 20 克撕碎，陈皮 20 克，加适量水煎煮半小时，可用适量盐调味，吃萝卜、紫菜，喝汤，每日 2 次。治甲状腺肿大、淋巴结核。

出汗异常中药调

自汗 不因活动、天气、食物、药物等因素而自然汗出者，为自汗，多为气虚表现。可用玉屏风散加味：生黄芪、煅龙骨、煅牡蛎、浮小麦各30克，炒白术、防风各15克，甘草6克，水煎服。如果患者汗多易感冒，又十分怕冷，风一吹就打寒战，则属阳虚，宜补气温阳。药用桂枝汤加味：生黄芪、浮小麦各30克，桂枝、白芍、当归身各15克，麻黄根、炙甘草各10克，生姜5片，大枣7枚，水煎服。

盗汗 睡中出汗，醒后即止者为盗汗，多因阴阳平衡失调、阴虚火旺、肌表不固，致使汗液外泄所致。治宜滋阴降火，药用当归六黄汤加减：当归、生地、熟地各15克，黄柏、知母各10克，生黄芪、鲜芦根各30克，水煎服。

胸窝出汗 又称"心汗"，多为心气衰弱所致，可用生脉散加减：人参、麦冬各10克，五味子5克，水煎服。

手脚多汗 多因脾胃功能失调引起，若伴有口干舌燥、心烦不安、舌红少苔等症状，属于虚热症，可用增液汤（玄参30克，麦冬、细生地各24克）加减；若伴有口臭口苦、便秘、尿黄浊、舌苔厚腻等脾胃湿热症状，可用三仁汤（杏仁、飞滑石、提通草、白蔻仁、竹叶、厚朴、生薏仁、半夏）加黄芩、莱菔子、淡竹叶等。

偏汗　左侧或右侧，上半身或下半身出汗，多属营卫不调、气血不和，宜益气养营，用十全大补汤加减：人参、肉桂、川芎、熟地黄、茯苓、白术、黄芪、当归、白芍、炙甘草。老人出偏汗可能为中风先兆，应及早防治。

乌鸡汤敛汗补虚

李时珍认为，乌鸡"性甘、微温、无毒"，可治"肚痛、心腹恶气、除风湿麻痹、安胎"，并附方"补益虚弱：虚弱人用雄乌鸡一只洗净，五味煮极烂，空腹饮食之"，"或五味腌灸食"。对于夏天爱出汗的朋友来说，喝乌鸡汤有补气收敛的功效。中医认为，动辄出汗多为气虚，"肺气不足，卫阳不固"，汗多最易伤津耗气。大热天喝乌鸡汤，可以补气固表，补中和胃，对于气虚者有一定的敛汗作用。

干党参10克，母乌鸡半只，干山药10克，沙参

10克，大枣2颗，生姜少许；乌鸡焯水去沫；药材洗净；架锅，放水，放入乌鸡和药材，先用大火煮开，再用小火炖1~2小时即食，每周食用1~2次。

食疗方治盗汗

泥鳅汤 用泥鳅120克，热水洗去黏液，剖腹去除肠脏，用油煎至金黄色，加水2碗煮至半碗，放入精盐少许调味，饮汤吃肉，每天1次，小儿则分次饮汤，不吃鱼。连服3~5天。

豆豉酒 取豆豉250克、米酒1千克，先把豆豉炒香，放入米酒中浸泡3~5天后饮用，每次2汤匙，每天2次。

糯米煲猪肚 每次用糯米500克、猪肚1个，把米放入猪肚内，用线扎起来，加水适量，共煲1小时，调味后吃猪肚并喝汤；再将糯米晒干捣碎，分10次煮粥食用，每天1次。

水煎何首乌 何首乌12克，糯稻根须10克，桑葚子10克，五味子3克。将药物加水煎服，每日3次。

浮小麦汤 浮小麦15克，红枣若干。将浮小麦、红枣加适量水熬成汤喝，适用于症状较轻者。

牡蛎汤　牡蛎30克,蛤粉18克,红枣5枚。将牡蛎、蛤粉、红枣加适量水一同熬成汤，常常服用有效，适用于盗汗已久者。

乌梅汁　乌梅15枚，小麦30克，大枣10枚。将上述3药共放锅内，加水适量，熬浓，去渣取汁。每日1剂，1次饮完，连服数剂。

桑葚煮牡蛎　桑葚30克，红枣10枚；乌梅7枚，煅牡蛎24克。将牡蛎打碎，用布包牢，与乌梅、红枣、桑葚放置锅内，加水适量，共煮至烂，除去渣滓。每日1剂，1次饮完，连服7~10剂。

一〇一

神经系统

第四章

中医疗法赶走偏头痛

塞鼻疗法　川芎 50 克，白芷 50 克，炙远志 50 克，冰片 7 克。将冰片单独打碎，其余三味混合粉碎，过筛，再与冰片混匀，玻璃瓶中密封。每次取药粉适量，以布包，塞入鼻孔，右侧头痛塞左鼻，左侧头痛塞右鼻。

嗅鼻疗法　乳香、延胡索、盆硝各 3 克，川芎 6 克，雄黄 9 克，共研为细末。每取少许，嗅鼻，左侧头痛嗅左鼻，右侧头痛嗅右鼻。

药物敷贴疗法　当归 20 克，野菊花 10 克，共研为细末。加盐水调匀，外敷痛处。

食疗法　豨莶草 15 克，臭牡丹 15 克，鸡蛋 1 个。先将鸡蛋煮熟，用筷子将鸡蛋壳打碎，再将豨莶草、臭牡丹放入瓦罐内，加清水适量，用大火煮沸，放入鸡蛋，再用小火煮 15 分钟，取出药汁及鸡蛋。趁温热服药汁，食鸡蛋。

此外，有偏头痛的人，还可以自己用拇指指甲边缘轻轻刮无名指中节靠近小指一侧的赤白肉际处，以刮到轻轻出痧为度，次日刮另一手无名指。此穴是董氏奇穴——指三重穴，治疗偏头痛有特效。

白玉兰花泡水缓解头痛

玉兰花性温味辛，有祛风、散寒、通窍的功效，用玉兰花泡水，对头痛有很好的缓解作用。每次可用玉兰花鲜品5朵或干品3克，以开水冲泡代茶饮。

按攒竹缓解头晕

攒竹穴具有疏肝，明目醒脑，改善头痛、头晕、眼睑跳动等功效，位于眉毛内侧边缘凹陷处。按揉前要将手洗干净，以免眼睛感染。此外，力度要适中，以略感酸痛为宜，以免用力太大伤及眼球。

莲子粳米粥吃出好睡眠

进入夏季，许多人常因暑热侵扰、心火上炎而睡眠不佳，莲子粥善于除烦热、清心火、养心安神，对于夏季暑热心烦不眠具有较好的治疗作用。正如民间谚语所说："若要不失眠，煮粥加白莲。"

现代营养学分析也表明，莲子含有丰富的蛋白质、脂肪、糖、钙、磷、铁、维生素 B 及胡萝卜素等，是老少皆宜的食补佳品。

莲子还具有健脾止泻的作用，与粳米一同煮粥食用可养脾涩肠，对于脾虚久泄的人尤为适宜。

食材　莲子 50 克，粳米 100 克。

用法　将莲子、粳米洗净后置于锅中，加适量水同煮，至莲子煮烂为度。

功效　莲子味甘涩、性平，入心、脾、肾经，具有补脾益肾、养心安神的功效，使人宁静而容易入睡，被《神农本草经》列为上品。

需要注意的是，莲子粥虽好，但非人人皆宜，经常有腹胀或便秘的人，就不适合服用。

按摩两穴位助您睡到自然醒

天气逐渐炎热，人容易失眠，表现为要么入睡困难，要么睡觉太浅，或者睡到半夜醒来就再也无法入睡。失眠者可以进行一些穴位按摩，来缓解症状。

安眠穴　有安眠、助眠的作用。此外，对治疗头痛、头晕、颈椎病、头皮发麻等也有一定的效果。

神门穴　主要作用是宁心安神，临床经常用于治疗心律不齐、胸闷等心脏疾病。

按摩方法　两个穴位均可采取按揉的方法，用大拇指进行按揉即可，每次约20分钟，每天可按揉多次。安眠穴采用艾灸的方法不太方便，易烫伤皮肤；神门穴则可以采取按揉与艾灸相结合的方法。

两个小妙招治疗失眠

气功疗失眠　采右侧卧位，全身放松；自然呼吸，按平时呼吸的节律和深度，但要求呼吸调整得细（即呼吸出入听不到声）、匀（即快慢深浅均匀）、稳（即不局促、不断滞）；吸气时默想"松"字时要有意识地放松身体某一部分，每次呼吸放松一个部位。当放松入静有睡意时，可驱散意念，停止锻炼；倘若尚无睡意则可重来一遍。锻炼2~3周便可收到效果。

按摩疗失眠　用两手食指靠近拇指侧的内缘抹前额30次；用两手拇指内面或中指指端揉两侧太阳穴30次；用两手拇指内面或指端自颞部两侧由前向后推揉30次；用两手拇指指端按揉两侧风池穴30次。

失眠症的中医分型辨治

肝气郁结型 症状：不易入睡或寐则多梦，情绪低落，郁郁寡欢，胸胁胀闷，长吁短叹等。辨证属肝气郁结，心神不宁。处方：柴胡、香附、陈皮、茯神各10克，青皮、枳实、郁金、白芍各8克，生龙骨、牡蛎（先煎）各20克，远志、甘草各6克。

气血两虚型 症状：睡不踏实或似睡非睡，多梦易醒，健忘心悸，神疲乏力，眩晕，食欲不振等。辨证为气血虚弱，心神失养。处方：黄芪、熟地各15克，当归、党参各10克，白术、川芎、茯神、五味子、柏子仁、龙眼肉、白芍各10克，甘草6克。

脾胃虚弱型 症状：时寐时醒，睡眠不实，醒后头晕，食欲不振，食后腹胀，面色无华，或大便不调。辨证属脾胃虚弱，心神不宁。处方：党参12克，白术、陈皮、半夏、枳实、厚朴。柏子仁各10克，砂仁（后下）、远志、木香、甘草各6克。

心肾不交型 症状：不易入睡，多梦易醒，心胸烦热，手足心热，腰膝酸软，健忘心悸，口干少津等。辨证属心肾不交，虚火扰神。处方：生地12克，黄柏、知母、山茱萸、丹皮、泽泻、茯神、夜交藤、柏子仁、石菖蒲各 6 克，甘草 5 克。

肝郁化火型　症状：彻夜不寐，寐则噩梦纷纭，烦躁不安，易怒，头昏脑涨等，辨证属肝郁化火，心神被扰。处方：柴胡、香附、茯神各 10 克，龙胆草、栀子、黄芩、泽泻、郁金、夜交藤各 6 克，生龙骨、生牡蛎（先煎）各 20 克，甘草 5 克。

以上方药用法均为：水煎，分 3 次服，每日 1 剂。

老年人失眠试试酸枣仁粥

失眠是很多老年人的通病，中医认为心主神志，如果其功能正常，那么人就会精神饱满、意识清楚。如果心主神志的功能失常，轻者失眠、多梦、健忘、易怒、心神不宁，重者则神志昏迷、谵妄乱语。

酸枣仁，别名枣仁、酸枣核、山枣仁，由鼠李科乔木酸枣成熟果实去果肉、核壳，收集种子，晒干而成，味甘、酸，性平，能滋养心肝、安神、敛汗。酸枣仁可以做粥：取酸枣仁 10 克、生地黄 15 克、粳米 100 克，枣仁、地黄水煎取汁，入粳米煮粥食。本方中酸枣仁滋养安神，生地黄养阴清心，用于心阴不足，心烦发热，心悸失眠。

还可以做枣仁人参粉：取酸枣仁 20 克、人参 12 克、茯苓 30 克，共研为细末。每次五六克，温水送服。亦可入粥中煮食。本方中酸枣仁敛汗，人参补益肺气，茯苓安神，用于体虚自汗、盗汗。因三者又能养心安神，故也可用于虚烦不眠。

另外还有远志，又名葽绕、蕀蒬等，多年生草本，主根粗壮，韧皮部肉质，具有安神益智、祛痰、消肿的功能，用于心肾不交引起的失眠多梦、健忘惊悸、神志恍惚等症状。

五个小动作缓解焦虑

当紧张、压力突袭时，下面这些简单的方法能快速、有效地缓减焦虑：

深呼吸 感到压力时，人的呼吸会变得急促而紊乱。改变当下焦虑的状态，可以先慢慢地深呼吸。尝试用鼻子深吸一口气，然后从嘴里慢慢地呼出，持续这个动作 1 分钟。

喝水　研究显示，即使轻度脱水也会影响精神健康和增加焦虑，而喝水对减压有神奇作用。甚至有研究显示，学生把水带入考场时取得的成绩比没带水时提高10%。

拥抱　拥抱爱的人，或者只是和他握个手，都可以化解焦虑。研究表明，拥抱会降低一些令人紧绷的应激激素的释放，相反，会促使多巴胺、内啡肽等愉悦激素的分泌。经常拥抱还可以预防一些疾病的发生。

微笑　笑能放松肌肉，改善呼吸和血液循环，刺激体内被称为"天然止疼药"的物质分泌，减少压力相关的激素。总之，笑是对抗压力和焦虑的灵丹妙药。

专注　研究显示，47% 的时间里我们想的事情和当下做的事没有关系，回想过去或想象未来都可能加重焦虑。专注当下让人放松。虽然有时候不容易，但可以试试正念减压。

第五章

心脑血管

阿司匹林预防中风

对于从来没有发作过卒中的人来说，要进行的是"一级预防"。目前国际公认的、有实验证明确切效果的药物预防方法有且只有一种，就是服用阿司匹林：50岁以上的男性每天一片，50岁以上女性隔天一片。

每天吃鸡蛋防中风

研究发现，每天吃一个鸡蛋中风风险平均降低约12%，男性中风风险下降 15%，女性中风风险下降 8%；不同国家居民患冠心病的风险下降 3%~10%。研究还发现，吃鸡蛋对亚洲国家居民健康最有效。鸡蛋含有蛋白质、抗氧化剂等，对血管可能有促进作用。

健心方助冠心病康复

吉林参 10 克，三七 5 克，陈皮 3 克，加少量瘦肉，炖服，每周 3 次。此方对气虚痰瘀型冠心病患者的康复有一定帮助，对于偏阴虚证人群，可用西洋参或太子参替换人参，加石斛 10 克，去陈皮。

心衰患者黄芪泡水代茶饮

黄芪作为药用已有 2000 多年历史，具有补气固表、强心利尿、托毒排脓、敛疮生肌的功效。除了补气之外，黄芪在改善心脏疲劳衰竭方面的作用更明显。

心功能会随着年龄增长而减弱，并受多种因素影响，导致心脏受损，如风湿性心脏病、冠心病等，久之引起心脏功能的衰竭。心衰临床上根据不同症候，常用养心汤、生脉饮合炙甘草汤、真武汤合四物汤、参附龙牡汤等方。在这些方剂中，都少不了黄芪。

黄芪也可单独使用。如有些缺氧或者中毒以及化疗引起的心衰且病情较重者，可以用黄芪 50 克泡水代茶饮，两周后改为 30 克，长期饮用者可以每日使用 15 克左右。对大多数人来说，黄芪没有什么毒副作用，但气滞湿阻、有食积、毒疮初起或溃后热毒尚盛等实证者，以及阴虚阳亢者，不宜使用黄芪。

春夏之交，正是养心的好时机，大家平时可以用黄芪泡水，或与红枣、五味子、甘草、桂枝、红花、枸杞、玫瑰花等配成花草茶，以养心补气。这里推荐一款枸芪枣茶：黄芪 10 克，枸杞 12 克，红枣 3 枚，沸水冲泡代茶饮，能够增强体质，明目补血。

风油精可缓解心绞痛

风油精由薄荷脑、樟脑、水杨酸甲酯、桉叶油、丁香油等成分组成，具有清热解毒、行气镇痛、化淤消肿的功效。临床验证，涂抹风油精可有效缓解心绞痛症状。

突发心绞痛时，常表现为心悸、胸闷、憋气、胸痛等症状。遇此情况，可立即用风油精涂抹于心脏部位周围穴位（乳根、步廊、神封、天溪、灵墟、膻中、天突）以及人中穴位上，有缓解病痛的作用。如果来不及找穴位，将其涂抹在心脏部位周围，也能够缓解病情。

这是因为风油精可以刺激穴位，促进血液流动，缓解病情。所以，当遇到突发心绞痛时，可使用风油精缓解，给下一步治疗争取时间。

肺心病的中医食疗方

肺心病也称慢性缺氧血性肺源性心脏病。关于肺心病的治疗，除了要按医嘱服药外，饮食也是治疗肺心病不错的选择。

食方一　生姜汁适量，南杏仁15克，核桃肉30克，捣烂加蜜糖适量，炖服。本方具有温中化痰、补肾纳气的作用。肺肾气虚者适宜用本方。

食方二　牛肺150~200克切块，糯米适量。文火焖熟，起锅时加入生姜汁10~15毫升，拌匀调味服用。牛肺能以脏养脏，适用于肺虚咳嗽的病人。

食方三　苏子12克，粳米100克，冰糖少许。先将苏子洗净，捣碎，与粳米、冰糖一同入锅内，加水适量，先用武火煮沸，再改为文火煮成粥，每日分早晚2次温服。本方具有健脾燥湿、化痰止咳之功效，适用于咳嗽痰多、胸闷纳呆者。

芹菜粳米粥调理血压

芹菜含有钾、钙、镁、胡萝卜素、膳食纤维等物质，营养丰富。降压食物，如海带、荸荠等，一般都富含钾、钙和镁等营养素。现代医学研究表明，膳食中的钾、钙、镁与血压的升高呈负相关关系。也就是说，我们从食物中摄入的钾、钙和镁越多，血压越不容易升高。

此外，芹菜中还含有一种植物化学物质——芹菜素。它属于黄酮类化合物，存在于多种水果、蔬菜和豆类中，但在芹菜中的含量较高。芹菜素具有抗炎、抗过敏和降压的作用，可以改善肾素—血管紧张素—醛固酮系统，舒张血管，从而对降低血压有一定的作用。

芹菜粳米粥虽然可以辅助降压，但食用方法不对将大大影响效果。芹菜虽然含有丰富的钾，但钠含量也不少。由于芹菜清淡且不入味，很多人烹调时会放不少盐，无形之中增加了盐的摄入量，反而不利于降压。

决明子降血压

决明子含有"决明子素""大黄酚类"以及"大黄素类"成分，能够起到降血压、降血脂的作用。高血压、高血脂以及便秘的患者泡茶饮，有很好的养生保健作用。高血脂者可以在中医师的指导下，用炒熟的决明子泡茶喝。

每天两杯橙汁助降压

一项研究显示，常吃柑橘类水果有助于降低中风风险，每天喝两杯橙汁还能降血压。研究人员分析指出，柑橘类水果中富含的柑橘植物营养素橙皮甙，在降血压、防中风方面有很好的作用，该物质可增加大脑及全身的血流量。

栗子入菜补肾降血压

栗子号称"千果之王"，经常食用有补肾、健脾胃的奇效。推荐几道补肾降血压的栗子佳肴：

板栗蒸土鸡　食材：土鸡1只（约750克），板栗250克。做法：土鸡斩4厘米见方的块待用；葱姜拍碎放入料酒搅拌均匀，腌3分钟后将清汁倒出待用。土鸡用葱姜汁腌约3小时将汁滗出，放入色拉油、精盐、味精、胡椒粉、酱油、辣椒酱、板栗调好味拌匀，入蒸笼大火蒸半小时至熟即成。

栗子红薯排骨汤　食材：栗子400克，红薯200克，排骨400克，红枣4粒。做法：排骨洗净，切块，汆水捞起待用；栗子去壳去衣；红薯去皮，切大块；红枣洗净拍扁去核；煮沸清水，放入排骨、栗子、红枣和姜片，武火煮20分钟，转小火煲1个小时，放入红薯块，再煲20分钟，调味食用。

芹菜汁降血压

春天万物复苏，草长莺飞，是人们心目中最美好的季节，然而，"百草发芽，百病发作"，春季也是一年当中气温、湿度等变化最大的季节，人的血压往往会因此受到牵连，变得忽上忽下。

下面，为高血压患者推荐一款能降压的偏方——芹菜降压汁。

具体做法：生芹菜、荠菜各100克，去根洗净备用；将芹菜和荠菜捣烂挤汁，也可用榨汁机榨汁，并依照个人口味加适量蜂蜜即成。该方每天服用3次，每次50毫升。芹菜荠菜汁以每天现配为宜，不能加热。

中医认为，芹菜性凉，味甘辛，有清热除烦、平肝、利水消肿、凉血止血的作用，可辅助治疗早期高血压、高脂血症、支气管炎、小便不利等。荠菜性味甘平，有和脾、利水、止血的功效，还可轻度扩张动脉，利尿，降血压的效果也不错。古语有"三月三，荠菜当灵丹"，阳春三月正是荠菜生长的旺季，吃起来特别柔嫩鲜香，不妨多食用一些。需要注意的是，服用该方时要谨记以下原则：1.脾胃虚弱、大便溏薄者不宜多食；2.芹菜叶中所含的胡萝卜素和维生素C比茎多，吃时不要把嫩叶扔掉。

此外，高血压患者在春季还要经常注意监测血压，若波动过大，建议及时就医。

碰碰指肚可减压

指部瑜伽，就是用手指做一些动作以达到强身健体的目的。研究发现，按压指尖时会激发血液、淋巴和自律神经等系统，从而达到缓解情绪、提高免疫力的作用，以协调身心。从中医经络穴位上看，手部有很多与身体各器官对应的穴位，是内脏的反射区，经常做些手部按压，对健康很有好处。

为大家介绍一个基本动作：将双手5根手指的指头肚儿相碰，并轻轻彼此按压。此动作任何时候都可以做，每次要做够3分钟，做的同时保持呼吸均匀。

此外，还可根据自身状况，有侧重性地做单个指尖练习。比如按压大拇指能缓解脸部肿胀；按压食指能缓解肩周僵硬；按压中指能治失眠；按压无名指能改善便秘；按压小指可以缓解腿部肿胀。

揉揉脚趾能降压

当脚感觉特别疲倦时，试着做做绕脚踝或是绕脚趾运动，会迅速缓解疲劳。长期坚持，还可辅助降压。

左右脚各转脚踝20次，交替进行，数次后会发现有一方的脚转起来不是特别便利，这时尽量使它绕的圈大一点，保持脚踝别偏离中心点，还可把双手放在脚踝上进行固定。做完绕脚踝后做绕脚趾。脚趾运动要一根一根分开做，先向左绕20次，再向右绕20次，若感觉困难，可用手帮忙，手最好放在脚趾的左右两侧。做这个活动的最佳时间是洗澡前后，入睡前或早上起床后也比较好，但伤风感冒、发高烧时不要做。此外饭后30分钟左右时，体内消化活动比较旺盛，也不要做。

降压养生三式

降压养生三式是以瑜伽动作结合降压三穴来达到降压、通络的效果，且具有双向调节的效果，血压不高的人可以祛肝火，调情绪，具体方法是：

第一式：推任开泉　身体自然直立，双腿分开一肩宽，膝盖稍弯曲，保持微蹲；双手合十在胸前，掌跟顶住胸骨沿着身体正中线的任脉交替上下推动。从胸骨推到肚脐，反复 50~100 次；然后双手交叠在肚脐上，抬脚跟 30~50 次。这一式可打通任脉和脚底的涌泉穴，引气血下行，起到平心静气的效果。

第二式：敲通三阴　坐下来，双腿弯曲，脚心相对，膝盖向两侧打开；双手握拳轻敲内踝骨向上四横指的三阴交穴，由轻到重敲 100 次。

第三式：左右通关　躺下来，首先向左边侧躺，身体蜷曲；右手打开放在右侧的地面上，同时向右扭转脊椎，力度不要太大，适可而止，呼吸 5 次；再换另一侧做同样的练习。接下来，四肢平展，把双手交叠放在肚脐处，按逆时针、顺时针方向揉小腹各 36 圈；最后，双手放在脐下四指的关元穴上做几遍腹式呼吸。

按揉两穴降血压

肝火炽盛证和肝肾阴虚、肝阳上亢证是高血压病最常见的两种证型。前者表现为头晕、头胀，面红目赤，口苦口干，大便秘结等。后者表现为头晕耳鸣，口苦咽干，腰膝酸软，耳鸣，失眠等。可对太冲（足背侧第一、二跖骨结合部之前凹陷处）和百会穴（头顶正中）进行按摩，由轻到重，以局部酸、麻、胀、痛和（或）发热为准。每穴每次按揉 5 分钟，早晚各 1 次。

调经降压龙船花

龙船花又名水绣球，为茜草科植物龙船花的花。古时每年的端午节前后，人们会将此花与菖蒲、艾草并插在船头，久而久之，就被称为龙船花。因其花色艳丽，终年可供观赏，又被人们称为"百日红"。

龙船花不仅供观赏，还有较高的药用价值。中医认为，其性凉味甘辛，有散瘀、止血、调经、降压、清肝、活血、止痛的功效，用于治疗月经不调、高血压、筋骨折伤、疮疡等症。龙船花常用于煎汤内服，常用量为 9~15 克。

临床上治疗高血压，可用龙船花 9~15 克，水煎服；治妇女月经不调、经闭，可用龙船花 15 克，水煎服。

此外，龙船花的根及茎叶亦可入药。其根有行气止血、活血通络、凉血止血、收涩敛疮的功效，可用于治疗胃痛、风湿肿痛、跌打损伤、闭经、咯血、疮疡等症。

其茎叶有活血止痛的功效，可用于治疗跌打损伤、疮疖痈肿等症。

天冷常按五个降压穴

血管遇冷会收缩，继而引起血压升高，甚至引发中风等心脑血管疾病，因此，对于血压本来就偏高的中老年人来说，在这样寒冷的季节里，更应做好预防工作。专家提醒，除了清淡饮食、按时服药外，还可以按按身上5个"降压穴"。

中医认为，高血压可分为肝阳上亢、气血亏虚、肾精不足等多种类型，其中，肝阳上亢型是最为常见的一类。这类患者除了血压偏高外，还会伴有头晕、头痛、耳鸣、易怒、失眠多梦、面红、口苦、便秘、尿赤等症状。对于这类患者来说，治疗重在平肝潜阳、清火熄风，而太冲穴最适合。太冲穴位于足背侧，第一、二跖骨结合部之前凹陷处，经常按摩能起到很好的降压作用。

另外四大降压穴分别是耳尖穴、内关穴、百会穴和涌泉穴。耳尖穴位于耳郭上方的尖端处，有清热祛风、解痉止痛的作用，除了降压，还能治疗头痛与急性结膜炎、角膜炎；内关穴位于前臂掌侧，腕横纹上2寸，是常见的"护心穴"，除了降压，还能治疗心绞痛、心律不齐、胃炎、癔病等；百会穴位于头顶正中，主治头痛、目眩、鼻塞、耳鸣、中风、失语等；涌泉穴位于足底，可以治疗昏厥、中暑、癫痫、头痛、头晕等问题。

临床中，这几个穴位都可以用来治疗高血压，每次按压时力度要适中，每次20分钟左右，坚持下去就能起到很好的预防保健作用。

豆腐加大蒜抗癌降压好

豆腐是公认的营养食品，可煎、可炸、可蒸、可煮、可焖、可卤。豆腐搭配大蒜，抗癌、降压、补钙，天然健康，简单易做。

食材　豆腐250克，大蒜4颗，香油1勺，酱油半勺。

做法　豆腐切三角块备用。锅内热油将豆腐煎至两面金黄。加少许生抽到豆腐上。调一碗汁加蒜末、清水、生抽、蚝油、盐、糖搅拌均匀。把调好的酱汁倒入豆腐内。开锅煮一下，使豆腐入味，最后撒葱花即可。

营养功效　豆腐中含有异黄酮素，可谓是癌症"克星"，进入人体之后能很好地对体内的癌细胞产生抑制作用，从而减少癌症发生几率。大蒜中的含硫化合物能促进肠产生一种酶或称为蒜臭素的物质，通过增强机体免疫能力、阻断脂质过氧化形成及抗突变等多条途径，消除肠内物质引发肠道肿瘤的危险。

夏吃大蒜降血压

高血压患者高温时节易突发危险事件，此类人群最好多喝橙汁，经常吃些大蒜。橙汁含有丰富的维生素 C，研究发现，维生素 C 有助于血管扩张，每天多吃一些酸味水果，有助于降压。每天吃两三瓣大蒜也是降压的简易办法。研究表明，食用 600~900 毫克蒜泥，可平均降压 11 个毫米汞柱。

血压高喝二子茶

"二子茶"的主要材料为：决明子 50 克，枸杞子 15 克，冰糖 30 克。将决明子略炒香后捣碎，与枸杞子、冰糖共放茶壶内，冲入沸水适量，加盖焖泡 15 分钟，代茶频频饮用，每天 1 剂。

高血压是一种常见的心血管疾病，中医多将其归为"眩晕"范畴，认为其发病主要由于情志、饮食、劳倦等多种因素使肝、脾、肾三脏阴阳失调所致，其中肝肾阴虚证是常见的一种类型，多表现为口干口苦、手足心热、大便干结等症状。二子茶有益肝滋肾、明目通便的功效，适用于高血压引起的头晕目眩、双目干涩、视物模糊、口苦口干、大便干结等。

决明子又称草决明，味甘、苦、咸，性微寒，能清热明目，润肠通便；枸杞子性平，味甘，益精补肾，养肝明目。因此本方具有益肝滋肾、明目通便的功效，最适宜于高血压证属肝肾阴虚者。

此外，本方中加入冰糖既能提升口感，又能养阴生津。但需要注意的是，患有糖尿病的人群不适宜使用冰糖，可以单纯用枸杞子、决明子代茶饮。

多睡一会儿降血压

一项新研究发现，睡眠太少会影响身体应对压力激素（应激激素）的能力，而应激激素增加必然会导致血压升高。新研究结果表明，出现高血压症状的人如果每晚多睡 1 小时，只需 6 周时间，血压就可以恢复到健康水平。

黑木耳红枣饮助降压

黑木耳 30 克,红枣 15 个,红糖 10 克。黑木耳泡发，洗净，去蒂，撕成小瓣；红枣用温开水泡发，洗净去核，放入砂锅，加适量水，大火煮沸后加入黑木耳，改用小火煨煮 1 小时，待黑木耳煨烂、汤汁黏稠时调入红糖。早晚分服，有助于滋阴养血、活血降压。

骨骼与四肢

第六章

每天喝绿茶强健骨骼

科学家发现，每天喝 2~3 杯绿茶可以强壮骨骼，防止骨质疏松症，降低髋骨骨折危险。氟化物、钙和其他矿物质可增强骨质密度，使骨骼更加强壮。每天的饮茶量不宜超过 5 克。

红茶改善骨质疏松

新研究显示，红茶中的茶黄素有助于防止形成破坏骨骼的破骨细胞。

研究中使用了骨骼量只有正常水平 1/3、患有骨质疏松症的实验鼠，每隔 3 天给它们注射 1 次茶黄素。约 3 周后，实验鼠体内的破骨细胞减少，骨骼量增长了 1 倍。

不过，研究显示，体重 60 千克的人要吸收与实验鼠同等水平的茶黄素，相当于每天要喝进 20 杯红茶。所以，骨质疏松症患者最好还是不要把喝红茶当作主要治疗手段，更好的方法是服用相关制剂。研究人员表示："如果用茶黄素制作出营养补品后再服用，就有可能改善和预防骨质疏松症。"

苋豆汤能壮骨

苋豆汤中的苋菜和豆腐均含有丰富的钙，另外，苋菜还含有微量元素锶，能促进骨形成，减少骨吸收。苋菜 100 克切段，与豆腐 20 克（切块）一同做汤，加少许盐调味即可。每 3 日吃 1 次，长期坚持效果甚好。

按摩穴位防治膝关节炎

阴陵泉　此穴在胫骨内侧突起的凹陷处。因阴陵泉穴处分布着重要的动脉和静脉，常对其进行按摩能起到防止膝关节红肿及消炎的作用。对阴陵泉进行按摩时，身体可采取平躺或坐立姿势，然后让膝盖处于稍弯曲状态。再用拇指对阴陵泉处进行按摩，以此处有酸胀的感觉为准，每次按摩 3 分钟便可。

血海穴　此穴在膝盖骨内侧上方大约 3 个横指宽的位置。血海穴是促进血液生成以及活血化瘀的关键穴位。因此，在生活中多对血海穴进行按摩，能有效地促进身体内血液的生成，从而帮助身体祛湿清热、舒筋活血，能起到不错的防治膝关节炎的作用。

三招养护四肢关节

点穴按揉法　以膝关节周围的穴位为主，包括内外膝眼、鹤顶、梁丘、血海、伏兔、阳陵泉，用拇指或食指关节按揉每个穴位各2分钟，以出现酸胀感为佳。

擦热膝关节法　两手掌心相对放在膝盖两侧，适当用力夹紧膝盖两侧来回擦，单侧每次2分钟，出现明显热感为佳。

肌肉锻炼法　坐位抬腿：找一靠背椅，双腿交替抬高至与大腿平直，脚尖绷直，并在水平位置停留10秒钟再缓慢放下，看个人能力，每次20~30次即可，每天2次，主要锻炼膝盖周围的股四头肌。空蹬自行车：仰卧在床上，双脚抬起凌空，模仿踩自行车的动作，看身体情况左右各50~100次，或分两组完成，主要锻炼下肢力量与减少腹部脂肪。靠墙半蹲：身体靠墙壁后慢慢下蹲至马步或半蹲位（依个人膝关节功能情况而定），上肢自然下垂或平举均可，坚持5~10分钟为佳，每日练习1~2次。

两方法缓解关节炎

冬春之际，关节炎易复发，两方法可有效缓解症状：

按摩法　摸：从大腿根开始，像做按摩一样，直到脚踝，做 1 分钟；刮：手像钳子一样，膝关节放直，上下刮；绷：将股四头肌不断绷紧、放松；勾：勾踝关节，勾的时候膝盖、下肢肌肉都跟着动。

药膳方　无花果猪瘦肉汤：无花果 150 克，猪瘦肉 100 克。将无花果、瘦肉洗净切片，加水 300 毫升，烧开后加入精盐，煮至熟透，下味精、淋麻油。适用于风湿疼痛。

小腿抽筋用力向前伸足背

肌肉痉挛俗称"抽筋"，是肌肉不自主的强直收缩。运动中易发生痉挛的肌肉是小腿腓肠肌（腿肚子），其次是足底的屈拇肌和屈趾肌。肌肉发生痉挛时，局部肌肉坚硬或隆起，疼痛剧烈，且一时不易缓解。

引起肌肉痉挛的主要原因有：寒冷刺激、大量排汗、肌肉收缩失调。肌肉连续收缩过快，放松时间太短，以致收缩和放松不能协调进行，引起肌肉痉挛。

痉挛的肌肉经过牵引、按摩等，一般即可缓解。如小腿腓肠肌痉挛，可伸直膝关节，用力将足背往前伸；屈拇肌和屈指肌痉挛，可用力将足和足趾背前伸。

用粗盐热敷可缓解疼痛

"老寒腿"复发时，患者常出现关节僵硬、疼痛、畏寒等症状，如无法立即就医，可在家用粗盐简易热敷，缓解一下（出现肿胀、发炎的患者该疗法不适用）。

可拿1条毛巾对折后，将3个边缝起来，留出1个洞口，最好缝细密一些。买1千克粗盐，在锅中炒热，直至烫手。将炒热的粗盐从预留的洞口放入毛巾内并将洞口缝起。将做好的粗盐热敷包放置在疼痛、怕冷的关节部位，如果热敷包的温度较高，可在患处多衬垫一些毛巾，避免烫伤。每次热敷15~20分钟，至粗盐逐渐冷却即可。热敷包可在微波炉加热反复利用。

"三动"缓解脚跟痛

推墙拉腿　站在墙前，左腿在前屈膝，右腿在后挺直，双手压在墙面上，身体前倾，感觉右腿有拉伸感，保持 30 秒，换边做，能够拉伸腿部及脚跟肌肉。

推按脚底　双手握住脚底，用大拇指以一定力度从脚跟往脚心缓缓推按，每次约 1 分钟，可酌情重复数次，然后换脚做。推按能深层按摩脚底肌肉，达到缓解脚跟痛的效果。

踩冰水瓶　将水瓶装满水冰冻后，用毛巾裹住，一只脚踩在上面前后滚动 5 分钟，换脚做。通过冰敷，令脚底肌肉得到放松。此项运动老年人要慎重，最好一手扶墙，以免跌倒摔伤。

栀子大黄治扭挫伤

生栀子 30 克，生大黄 30 克，共研细末。使用时视伤处面积大小，用适量药末加高度数白酒或 70% 酒精（如受伤未超过一天可用米醋）调成糊状，敷伤处，外用纱布包扎，每日换药一次。如药糊干燥时，可滴白酒，用药后半天即止痛，一日后消肿。栀子泻火除烦，清热利湿，凉血止血。大黄攻积导滞，泻火凉血，逐瘀通经，外用可治汤火灼伤、跌打损伤。

常抓揉膝盖防髌骨软化

来回擦腿　坐着，双手来回擦腿，可一直擦到小腿。擦腿根据自己的情况，擦二三十下。搓擦的目的是让气血旺盛，肌肉逐渐减少萎缩，甚至不让它萎缩，让肌肉有力，对骨头自然就好。

抬腿　坐着，两条腿轮流抬起，每天抬起 20 多次，抬到水平的地方，停下来十几秒，早晚来一遍。

单手四点按揉法　按揉位置：内外膝眼、血海、梁丘用力按，对髌骨软化很有作用。按揉手法：一只手按 4 个穴位，食指控制内膝眼，无名指控制外膝眼，大拇指控制血海，小指或者无名指控制梁丘，直接抓揉。也可以加强一下，最后再用两个大拇指揉内外膝眼 1 次。每次 5~6 分钟，特别是膝盖觉得冷的时候开始抓，特别有用。

三款药酒治疗腰椎间盘突出

乌藤酒　生川乌 35 克，生草乌 35 克，生杜仲 35 克，忍冬藤 35 克，当归 35 克，五加皮 35 克，海风藤 35 克，乌梅 2 个，白酒 1500 毫升，冰糖 100 克，红糖 100 克。

将前 9 味酒水煎 2 小时，取药液加入冰糖、红糖，待溶化后再加入白酒。早晚各服 1 次，每次 10~20 毫升。适用于腰痛日久不愈者，疗效高，收效快。

独活参附酒　独活 35 克,制附子 35 克,党参 20 克。上药研细，装瓷瓶中，用 500 毫升白酒浸之，春夏 5 日，秋冬 7 日，常饮服。功效：散寒逐湿，温中止痛。适用于腰腿疼痛、小腹冷痛、身体虚弱者。

痛灵酒　生川乌、生草马各 50 克，田三七、马钱子各 25 克。将川乌、草乌洗净切片晒干，用蜂蜜 250 克煎煮；马钱子去毛，用植物油炸；田三七捣碎。混合前药加水煎煮 2 次，第 1 次加水 1000 毫升，浓缩到 300 毫升，第 2 次加水 1000 毫升，浓缩到 200 毫升，两次取液 500 毫升，加白酒 500 毫升即成。每天 3 次，每次 10 毫升，10 天为 1 个疗程。功效：散风活血，舒筋活络。用于慢性腰腿痛。

常练脚踝操防僵硬

老人常做脚踝操，可改善脚踝僵硬化，使其柔软灵活，血液可顺畅通过脚踝，不至于手脚冰凉，确保脚部的健康。其方法是：

上下活动脚踝　坐在椅子上或床上，一只脚着地，另一只脚略微伸直，配合呼吸活动脚踝及脚掌。呼气时脚尖尽量向下压；吸气时脚尖尽量往上勾。呼吸速度不宜太急，两脚各做 10 次。

旋转脚踝　以跷二郎腿的姿势，将左脚曲起，置于右侧大腿上，以右手手指能轻易握住左脚趾为标准。然后左手握住左脚踝的上方，使脚踝不致移动；右手握住左脚前掌,向左右各旋转10次；然后换右脚同样做10次。

伸直脚踝　跪坐，脚背朝下，上身缓缓向后仰，以尽量拉伸脚踝前端的肌肉，保持这个姿势约 1 分钟。

强化脚踝　站在台阶上，两脚脚尖前 1/3 着地，其余 2/3 悬空站立。为了强化脚踝力量，可踮起脚尖——放下，再踮起——放下，共做 10 次。

闪腰按揉承山穴

闪腰，医学上称为"急性腰扭伤"，多由姿势不正、用力过猛、超限活动及外力碰撞等造成软组织受损所致。承山穴位于小腿后正中，踮脚尖时，小腿后侧肌肉人字沟的顶点即是该穴。

闪腰后，可采取双手抱膝姿势，左右手的拇指重叠置于承山穴之上做指压，如果感觉力量不足，可站起用手指做按压，时间大约为 5 分钟；也可仰卧位，一只脚的拇指置于另一条腿的承山穴之下，用力按压。

揉按承山需要由轻及重，开始以感觉酸胀微痛为宜，随后逐渐加大力道，但不要过猛，以免造成损伤。也可在每早睡醒后，将两腿伸到床外，让承山穴压在床沿，两腿左右晃动，以推拿穴位。按揉过程中，身体会产生明显的酸胀痛感，一段时间后，会感觉身上微微发热，有助于祛除外邪。除闪腰外，出现腰腿疼痛或抽筋时，也可按摩承山穴缓解。

姜外敷治闪腰腰疼

闪腰，是日常生活中经常出现的一种急性腰痛，疼痛学上称之为"腰脊神经后支痛"，还有人称为"非特异性腰痛""腰肌劳损"等。多发生于老年人、劳动强度大的工人、农民、久坐的办公人员等。当发生闪腰时，会有腰部疼痛、不能自然弯腰或直立，有时卧床亦不能缓解症状。

中医认为，焙姜干外敷腰部疼痛处，可起到缓解作用。这时我们可取中等大小新鲜生姜2块，将其内层挖空，把适量雄黄（药店有售）研细后放入生姜壳内，并压紧。放入平底锅内用微火焙干，把生姜焙成老黄色，放冷，研细末，撒在伤湿止痛膏（药店有售）上，贴在腰部疼痛处，每日换药1次。

常踢小腿肚护心健腰膝

小腿肚是人体的"第二颗心脏"，将双腿的血液往上运送。没有健康的小腿肚，人就无法维持正常的血液循环，它是维持生命的"无名英雄"。中老年人尤其是心脑血管病人，平时踢踢小腿肚，不仅能使肌肉充分放松，还能够提高心脏供血的能力。

方法：一条腿站立，用另一条腿的脚面依次踢打站立腿的小腿肚子的承筋穴或承山穴。承筋穴在小腿后部肌肉的最高点，承山穴位于小腿后部肌肉的分叉处。

小腿肚上这两个穴位都很重要，常按承筋穴可以舒筋活络，强健腰膝，承山穴可缓解疲劳，祛除体内湿气。

用以上方法交替进行踢打，力度视个人承受能力而定。在踢打的过程中可以"加速—缓慢—加速"交替进行，从而加强小腿肚肌肉的收缩能力。每次 5~10 分钟即可，每日可进行 3 次或多次踢打。

走"螃蟹步"防腰酸腿痛

很多老年人走路时间一长，就会感到腰酸背痛。最近，一种被称为"螃蟹步"的运动方式流行起来。所谓的"螃蟹步"，就是像螃蟹那样横着走，这种方法可以有效缓解老年人腰腿疼痛的症状。

据了解，在人体大腿的内侧有一处肌肉群，约占大腿断面面积的 25%。如果这个肌肉群的机能出现衰退，就会引起腿部的各种问题。加之很多老年人走路姿势不正确，膝盖向外，腿分得很开，久而久之，就会引发由于腿部关节受力不均而导致的各种疼痛，但正常的走姿却很难锻炼到这个肌肉群。相比之下，模仿螃蟹横着身子走，则可以使这一肌肉群不断拉伸和收缩。坚持锻炼，可以有效缓解腿部及关节酸痛的症状。同时，老年人在横跨步时，还可借助扭动腰部舒展背部肌肉，缓解背痛。

"螃蟹步"看似简单，做起来却很有讲究。行走前，双脚的脚后跟应向外45度展开，同时慢慢吸气，膝盖也要向着脚尖方向慢慢扭动。然后一边吐气，一边慢慢横着迈步，迈一步所用的时间最好在5秒左右。老年人可根据实际情况来定每天的运动量。运动时要穿柔软的运动鞋或布鞋，每次运动时间不要过长。

五十肩的家庭疗法

提重物法　分腿站立，健侧手扶桌子的一端，弯腰约90度，患侧手握1~2千克的重物，如哑铃、沙袋，也可用熨斗等家庭日常用品代替，活动时肩部应尽量放松。依次做肩关节前后摆动、左右摆动和顺时针及逆时针画圆摆动，摆动的幅度由小逐渐增大。每组摆动练习可反复做15~20次，每天做2~3组。此方法可练习肩关节前屈后伸、水平内收、外展及回旋活动。但应注意的是，运动时不应引起明显疼痛。

对墙画圈　患者面向墙壁，伸直手臂，对墙象征性地做画圆圈的动作。经常重复这个动作，对肩周炎的恢复将会有很大帮助。

手爬墙　患者面对墙壁，患侧手摸面前的墙，从低到高，用食指和中指交替慢慢向上爬，爬到自己能够耐受的高度。每天训练若干次，就会越爬越高，对肩周炎的恢复有很大的帮助。

拉毛巾　拿条长毛巾，两只手各拽一头，分别放在身后，一手在上，一手在下，犹如"搓澡"。开始时患者可能会感到有些不舒服，但不要着急，动作慢慢地由小到大，感觉也会越来越好。

上肢绕脖子　坐着的时候，将两只胳膊分别从前向后，或从后往前用力做绕脖子的动作。这个方法随时可以进行，别看很简单，但对肩关节有一定的锻炼作用。

摇膀子　健侧手叉腰，患侧手、腕、肘关节伸直，呈车轮状摇膀数十次，每天做 2 遍。

上举屈肘　双脚开立与肩同宽，双手握一木棍上举，以健肢带动患肢，做屈肘、上举动作数十次，每天做 2 遍。

健手牵拉患臂　双脚开立与肩同宽，双手在背后相握，用力将患臂向健侧、向上牵拉，幅度由小到大，反复练习数十次，每日 2 遍。

要牢记锻炼切勿过度，以免造成二次损伤。平时注意肩部保暖，避免负重。女性患者可适当进行中药调理、补钙等措施，保持心情舒畅。

两味养生汤调理肩周炎

附桂猪蹄汤　制附片 10 克，桂枝 10 克，羌活 15 克，桑枝 20 克，猪蹄半只。将猪蹄去毛杂洗净剁开，诸药用布包好，所有材料一同放入炖盅内，加清水适量，用文火隔水炖约 2 小时，去药包，最后加油盐调味，食肉饮汤，隔日 1 次。

此方可以祛风散寒，除湿止痛，适用于缓解风寒湿邪侵袭引起的肩部畏寒、疼痛等不适。适用于肩部串痛，遇风寒痛增，得温痛减，畏风寒或肩部有沉重感。

三七川芎瘦肉汤　三七 10 克，川芎 15 克，瘦肉 300 克。瘦肉切块，与洗净后的三七、川芎放入炖盅内，注入清水适量，用文火隔水炖约 2 小时，最后加油盐调味。食肉饮汤，隔日 1 次。

此方中三七与川芎配伍，与瘦肉为汤，可以起到很好的行气活血、活血祛瘀、舒经通络的作用，有助于缓解气滞血瘀引起的肩部疼痛等不适。适用于肩部肿胀，疼痛拒按，以夜间为甚。

肩周炎外敷方

川乌、草乌、樟脑各 90 克，研末，与醋适量调成糊状，敷于患处，厚约 0.5 厘米，外裹纱布敷 30 分钟，每日 1 次。中医认为，肩周炎是寒气凝结所致。该方中的川乌、草乌能散寒止痛，通经络，是治疗肩周炎的不错药物。樟脑看似对缓解肩周炎症状作用不大，但它有发散作用，能促进其他药物的吸收。醋在大多数人看来是一种调味品，实则也是一味中药，能软坚散结。上述四种成分合在一起，效果不错。

如果想要药效加倍，可以用热水袋热敷，每天 1~2 次，早晚都可以。同时配合一些手法推拿疏通经络，可改善血液循环和关节活动度。

多做木棍运动治疗肩周炎

肩周炎患者可先平躺，双手掌心向上，握住棍子两端，逐步往上举至极限的角度，停留 10 秒后再慢慢放下来；双手掌心向上，握住棍子两端，然后两手肘弯曲呈 90 度，逐步将棍子往受限角度的关节方向移动，大约停留 10 秒后，再慢慢放松。

七个动作甩掉肩周炎

甩手锻炼 两脚分开站立，先用手揉擦肩部，使局部肌肉松弛，然后甩动手臂，先前后，后左右，甩动幅度由小到大（与身体成 30~90 度），速度由慢到快（每分钟 30~60 次），每次 1~5 分钟。

画圆圈运动 两臂分别由前向后，由后向前，呈顺时针或逆时针方向画圆圈，幅度由小到大，达到最大限度为止，每次 50~100 下。

爬墙锻炼 患侧手指接触墙壁，手向上移至最高点，然后放下来，反复做 10~12 次。

冲天炮 立位或坐位均可，两手互握拳，先放在头顶上，然后逐渐伸直两臂使两手向头顶上方伸展，直到最大限度，每次 30~50 下。

展臂 站立,两脚同肩宽,两臂伸直向两侧抬起（外展）与身体成 90 度,两臂展开停 5~10 秒钟后缓缓放下，每天做 30~50 次。

摸颈 坐位或立位均可，两手交替摸颈的后部，每天 2 次，每次 50~100 下。

耸肩 坐位或立位，两肩耸动，幅度由弱到强，每天 2 次，每次 50~100 下。

缓解颈肩疼痛小方法

找一靠背椅坐好，吸气→双手向后握住椅背；呼气→胸、腰、腹尽量向前推。保持自然呼吸 10~15 秒。双手向后相握，双肩尽量打开向后，头向后仰，胸部向前推，感觉肩部肌肉向后拉。吸气，胸腰向下，呼气，气息向下，用胸腹去贴大腿，手臂尽量向上提，保持自然的呼吸。

肩颈酸痛双手托天

"低头族"经常会感到肩颈发硬，如果坐得太久还可能存在驼背等问题。这类人不妨做"双手托天"，配合闭气提肛的动作，有助于改善脊椎侧弯，端正姿势，防治肩颈酸痛，还能使副交感神经兴奋，减轻肌肉酸痛。

先把气吐干净，再深吸一口气，双腿并拢，闭气提肛（屁股夹紧），掌心朝上；从腰部位置慢慢向上举，当手举到接近肩膀时，慢慢转成手指相对、掌心向下，将双手高举过头；举到最高点时，翻转手掌，用力向上推，此时眼睛注视自己的双手，闭气 15 秒，然后再把双手放下，直到吐气干净为止；接着再深吸气重复动作

3次，共历时约1分钟。

第一周可以每天做5回，每回3次，每次15秒，以后可以循序渐进地增加运动次数和时间。需要注意的是，运动时一定要记得闭气提肛，集中精力。提肛时会用到腹部的力量，让自己的下腹部有张力，又能姿势端正，让身体更挺拔、有力。

肩胛疼痛按天宗穴

肩胛骨冈下窝中央凹陷处，约肩胛冈中点下缘与肩胛下角之间的上1/3折点处即是天宗穴。

人体背部肩胛区的天宗穴，承担着小肠经气血由此气化上行于头颈部的责任。如果该处出现问题，会出现肩胛疼痛、臂肘外后侧痛、手臂麻木等不适，严重者还会引起气喘、乳腺炎症等疾病。

天宗穴是手太阳小肠经的重要穴位，如出现上述不适症状，检查天宗穴一般可发现结节和痛点，然后用手慢慢点按，力度由轻到重，以患者能耐受为度，可收到良好的缓解效果。

巧做俯卧撑缓解颈椎病

久坐不动，日积月累，颈部的血液循环会逐渐变差。天气逐渐转热时，颈部血液循环相对加快，如果坚持每天做 30 分钟颈椎操，就能达到强健颈椎、缓解脖子僵硬的目的，对缓解颈椎病患者的症状具有明显的效果。具体做法：靠近墙面站立，双脚与两肩同宽；双手撑住墙面，像做俯卧撑一样，来回压墙面。在压向墙面时，缓缓抬头，伸展颈椎，让颈椎和肌肉得到舒缓。这个动作简单易做，不妨一试。

风湿发作用五花药浴

中医认为，风湿多因受了寒、湿等邪气侵袭，在关节等部位沉积而来，有病程长、反复发作等特点。

五花药浴是用来祛风湿的好办法。用小白蒿 3 份，水柏枝、麻黄各 2 份，刺柏、杜鹃叶各 1 份，按比例配好后，取适量煎煮，将煮好的药汁放进干净的盆中温浴即可。药水的温度保持在 38~40℃，利用水的温度和药物刺激皮肤，可以改善血液循环，排出皮肤、肌肉、关节腔内的积毒。方中小白蒿可以治疗风寒湿痹、恶疮；

水柏枝可以治疗麻疹不透、风湿痹痛、皮癣；麻黄发汗、利水，治骨节疼痛、水肿、风疹瘙痒；刺柏清热、发汗、利尿、祛风湿；杜鹃叶止痛、祛风湿、利尿。诸药合用，可起到恢复筋络功能、祛风湿的作用。

此法建议每天 2 次，每次 20 分钟到 1 小时，药浴及浴后护理期间要特别注意防受风、受潮、受凉，尤其是出汗后更需要注意。

治疗风湿病常用三味药

现代医学的风湿病相当于中医里的"痹证"，是一大类有关结缔组织病及骨与关节和周围软组织疾病的总称，给患者带来较大的痛苦。以下三味中药对风湿病有很好的应用价值：

穿山龙 为薯蓣科植物穿龙薯蓣的根茎，味苦，性平，入肺、肝、脾经，《中华本草》载其主要功效为祛风除湿、活血通络、止咳定喘，主治风湿痹痛、肢体麻木、胸痹心痛、慢性支气管炎、跌打损伤、痈肿等。用穿山龙注射液治疗风湿和类风湿关节炎，有效率达 89%。要取得较好的疗效，本品用量需 40~50 克，30 克以下往往收效不显著。因其性平，所以不论寒热虚实，均可应用。

川乌 张仲景《金匮要略》中就有"乌头煎"治寒疝之方，因其辛温大热，具有较强的温经散寒、镇痛蠲痹之功，是治疗"痹症"的较佳药物，凡寒证、痛证，必用本品。用量一般为6~15克，部分寒证，可加大剂量，以不超过30克为宜。对"痹症"偏热者，可伍以甘寒之品，如寒水石、知母，以制其偏；但舌红、脉弦大之阴虚内热者，则不宜用之。

鬼箭羽 又名卫矛，《神农本草经》载其味苦，性寒，善入血分，可破血通络，解毒消肿，能治疗瘀血阻络而导致的诸多疑难杂症。因此，对于自身免疫性结缔组织病，如类风湿、红斑狼疮、干燥综合征、硬皮病、白塞氏综合征等疾病，均可应用。用量一般15克左右，体实者可用至30克。有的书中，如《浙江民间常用草药》中用其治风湿病方，用量可达60~90克。但气血亏虚或有出血倾向以及妇女月经过多、孕期，则不宜使用。

治脚后跟痛验方

跟痛症俗称"脚后跟痛"，一般多为一侧发病，也可两侧同时发病，主要表现为晨起下地时足跟疼痛，稍走动后可缓解。中医认为，跟痛症是由于"肾精不足，气滞血瘀"所致，以下偏方、验方对治疗跟痛症有良效：

舒筋外洗方　木瓜、防风、鸡血藤、威灵仙各30克，红花10克。上药浸泡后加水煎30分钟，将药液倒入盆内，每晚临睡前泡双足15~20分钟。该方有舒筋活络、活血止痛的功效，适合跟痛症初发者。

透骨外洗方　透骨草、防风、威灵仙、丹参、当归、川芎、牛膝各30克，皂角刺、没药、土鳖虫、红花各20克，加陈醋50毫升浸透，水煎取汁，药液泡足30分钟，早晚各1次。该方有活血通络、祛风止痛的功效，适合跟痛症久病不愈者。

独活寄生汤　独活10克，桑寄生、杜仲、牛膝、细辛、秦艽、茯苓、肉桂、防风、川芎、党参、甘草、当归、白芍、熟地各6克，水煎后反复熏洗患足。该方有益肝肾、补气血、祛风湿、止痹痛的功效，是为标本兼顾、扶正祛邪的方剂，适合跟痛症缓解期调理使用。

丝瓜络缓解跟腱炎

跟腱炎主要是由于走路、跑跳等剧烈运动时扭伤，导致跟腱发生了炎症。患跟腱炎后，首先要到医院检查，如果是轻中度炎症，需要在医生的指导下服用药物，同时可以用此法作为辅助治疗。

验方中的中药主要取其活血通络作用。其中，艾叶能理气血，温经脉，是外用泡洗的常用药；丝瓜络有通络祛风之功效；大黄能活血祛瘀，可用于跌打损伤、瘀血肿痛；苏木能活血通经，散瘀止痛。

此外，也可以添加红花、伸筋草等。需要注意的是，使用此验方需要在专业医生的指导下，孕妇、经期女性不宜使用。

老寒腿一摩二刮三绷四勾

"老寒腿"是冬季老年人的多发病，得了该病的人往往感觉腿部或腰部"像被冰裹住一样"酸麻冷痛，遇到雨雪天气还会加重，导致活动不便，影响生活。

临床上，医院骨科常用按摩、拔罐、自我锻炼和中药泡脚等方法来治疗老寒腿。针对膝关节不适的人群，这里总结了四招适合居家保健的方法，即"一摩二刮三绷四勾"。一摩，是用双手虎口沿大腿根部向下按摩至小腿；二刮，是将双手做爪状捏住髌骨，上下刮拭髌骨两侧；三绷，是将腿伸直，绷紧大腿肌肉；四勾，是勾踝关节，脚尖向内收。这套动作每天练习1次（约20分钟），可以锻炼下肢肌肉，增加腿部力量。再加上常用的外洗中药，一般老寒腿症状可以明显减轻，甚至能够推迟做手术的年龄，有的患者不需要做手术就痊愈了。

外洗中药方面，推荐以下这个骨科常用的方子：制川乌、桃仁、红花、当归、川芎各15克，透骨草、伸筋草各30克，生甘草、川牛膝、木瓜各10克，羌活、独活各15克，大黄20克，将这些药材加适量水放到瓷盆中煮开，除去比较大的药渣，然后把药液倒在一个大塑料袋里（塑料袋最好能装下双脚至小腿上部），将双腿放在药液里面浸泡，外面再用一桶热水来保温，这样一方面水温不会降得太快，另一方面还能防止直接泡脚药物浓度不够。该方大多选择具有活血化瘀、温阳止痛作用的中药，每天泡上半个小时，往往会感觉身上、腿上暖和许多。

老寒腿试试药汁腿浴

老寒腿主要表现为膝关节反复酸麻疼痛，阴雨天或气候转凉时，病情加重。

威灵仙、伸筋草各 30 克，桑寄生、当归、丹参、鸡血藤各 20 克，白芷 12 克，秦艽、苏木、羌活、独活各 15 克。这个方子由于是泡脚用的，因此，熬起来也不用像喝的汤药那么麻烦。每天晚上把药熬好后，把药渣捞出来，在药汁中加入适量热水就可以泡脚了。如果嫌麻烦，也可用开水把这些药材泡上半小时，用药汁泡脚。需要提醒的是，这样虽然省点事，但药效相对会差一些。

中医认为，"经脉所过，主治所及"，意思是说，只要是刺激经脉所经过的穴位，都能对它对应的脏器起到治疗作用。就拿腿浴来讲，一般的足浴仅能刺激足部的一些穴位，但腿浴不仅可以刺激足部穴位，连小腿上一些重要的穴位都能"照顾"到。用药汁来进行腿浴，对老寒腿效果更好。

"老寒腿"止痛重在锻炼

老寒腿患者总是把止痛列为头等大事，实际上，止痛不是关键，改善肌肉力量才是根本。

医生建议，可以在饮食上下工夫，比如用五谷杂粮和鸡肉粒熬成粥，因为鸡肉粥富含胶原蛋白，对骨关节有益处；也可以采用温经通络、健脾利湿、补肾的药物。

还可以按摩大腿部的股四头肌以及牵拉骨关节周围的韧带，比如没事捏捏小腿后侧的三头肌，以畅通经络之血，或以叩诊锤轻轻捶击患处。这样不仅可以有效缓解疼痛，还能增强肌肉力量。

关于冬日保养老寒腿，首先要穿厚一些的衣服和袜子保暖，多用热水泡脚，用热水敷膝关节。其次要进行合理的体育锻炼，如打太极拳、慢跑、做各种体操等。有些老年人经常以半蹲姿势，做膝关节前后左右摇晃动作进行锻炼，这种锻炼方式是不可取的。因为半蹲时髌面压力最大，摇晃则更会加重磨损，致使膝关节骨性关节炎发生。

苹果醋防治痛风

痛风确实跟喝啤酒、饮食不当有关。海鲜等食物中含有大量嘌呤，在体内经代谢后会转化为尿酸，尿酸过多时就容易诱发痛风。

苹果醋对于缓解痛风是有一定效果的。苹果醋含有果胶、维生素、矿物质（磷和钾）及酵素。苹果醋的酸性成分具有杀菌功效，有助于排除关节、血管及器官的毒素。经常饮用苹果醋，有助于调节血压、通血管、降胆固醇，对关节炎及痛风等还有一定的辅助治疗作用。因此，饭后将一茶匙苹果醋加入半杯温水内，调匀饮用，对于痛风有一定的预防和缓解作用。但需要提醒的是，胃肠功能不好的人要慎用此方。此外，苹果醋是一种食疗方，可以起到一定的预防作用。但一旦发现患有痛风，应及时就医、规范治疗。

痛风食疗方

冬瓜汤　冬瓜 300 克（不连皮），红枣五六颗，姜丝少许。先用油将姜丝爆香，然后连同冬瓜切片和红枣一起放入锅中，加水及适量的调味料煮成汤。适用于痛风发作之时。

萝卜汤　萝卜 250 克洗净切块，植物油 50 克同煸，继加柏子仁 30 克、水 500 毫升，同煮至熟，加盐少量。食萝卜及汤，可常服。适用于痛风发作时。

薏仁粥　取适量的薏仁和白米，两者的比例约为

3∶1。薏仁先用水浸泡四五个钟头，白米浸泡30分钟，然后两者混合，加水一起熬煮成粥。适用于痛风缓解之时。

芹菜粥　芹菜100克（连根须），洗净后切碎，与大米30克同煮至粥熟，入少量盐、味精。可常食，痛风急性发作时尤宜。

手脚冰凉喝肉桂山楂粥

手脚冰凉，中医称为"手脚厥逆"，是由于体内阳气不足或瘀滞不通，阳气不能到达四肢所致。有些年轻女性平日不注重保暖，加之过食寒凉、缺乏运动，易导致手脚冰凉等症状，如不及时调理，会引发失眠、心悸、月经不调、宫寒不孕等问题。老年人机体功能下降，肾阳虚弱，手脚冰凉也很普遍，且易患感冒。这里介绍一款肉桂山楂粥，对改善手脚冰凉颇为有益：

肉桂4克，山楂30克，粳米50克，红糖适量。先将肉桂水煎20分钟，与山楂、粳米同时入锅煮成粥加糖即可食用。每日1剂，趁热服食（不食肉桂）。

方中肉桂温中散寒，能扩张血管，使血液循环旺盛，疏通血脉；山楂活血化瘀，促进气血流通。两者配合相得益彰，对由肾阳虚弱引起的手脚冰凉、脾胃虚弱等症状效果较好。

勤运动、勤甩手防治手脚冰凉

天气一冷，就会让人感觉全身发冷，手脚尤其冰凉得受不了。这种情况，就是中医所说的"阳虚"，也就是一般所俗称的"冷底"或是"寒底"。手脚冰冷和心脏血管有很大的关系。一旦心血管系统的功能出现障碍，就会影响血液运行输送。

一早起来做做运动，健走最好选择比走路快、比跑步慢的速度，大步往前走，双手顺便甩一甩，走上 30 分钟，促进气血运行，全身就会暖呼呼，因为一早就让血液循环和新陈代谢加速，所以整天都会充满活力，不容易发冷。

也可以试试简单地爬楼梯、原地跳跃，活动 20 分钟，达到稍微流汗的程度，都有助于强化体温调节能力。工作 40 分钟后，最好站起来走一走、踏踏步，工作中也不时地动动手指、脚趾，皆可帮助血液循环。

按穴位缓解手脚冰凉

涌泉穴　涌泉穴位于脚心。用手掌快速揉搓它，直到有热感为佳。每天早晚揉搓涌泉穴 100 下，接着揉搓各脚趾 100 下。

肾俞穴　肾俞穴在背部腰眼处，即第二腰椎棘突往上两椎体，旁开 1.5 寸位置。每天稍用力各拍打 100 余下。

气冲穴　气冲穴位于大腿根里侧。先按揉气冲穴，后按揉动脉，交替进行，一直按揉到腿脚有热气下流的感觉为佳。

足三里穴　足三里穴在外膝眼下胫骨边缘处，即用手心放在膝盖上，中指按到胫骨的位置。每日按足三里穴 100 下，有助于手脚微血管扩张，舒筋活血，改善冰凉症状。

多吃海带能缓解手脚冰凉

中医认为，海带味咸性寒，生于寒冷海水中而禀抗寒之性，入肾经而有温补肾气之功，所以常食可抗冷御寒，被誉为"长寿食品"。

海带富含钙、铁、碘。每100克海带中含钙高达1177毫克，含铁高达150毫克，充足的钙与铁可直接提高心肌、血管及肌肉的伸缩性和兴奋性，提升产热量。每100克海带中含碘240毫克，高出成年人需碘量的许多倍。碘能促进甲状腺素分泌，从而加速体内组织细胞的氧化，加快皮肤血液循环，增加产热能力，有效缓解手脚冰凉的状况。

手脚冰凉用"脐疗"

"脐疗"又称神阙穴疗法，是中医外治法之一。吴茱萸30克，花椒、小茴香、肉桂、附子各20克，炮姜10克，陈皮5克，均研末后密封备用。敷药前先将肚脐周围洗干净，取少量药末撒在肚脐内，然后用医用胶布贴上盖住即可，保留6~18个小时，可治手脚冰凉。

跟骨骨刺止疼"一减一泡"

一减　因为体重直接影响足部的承重，所以老人必须通过控制饮食、运动控制体重，才能减轻骨刺的压力。运动要避免足部剧烈活动（跑、跳），选择轻中度的有氧运动，如散步、健身操、太极拳、气功等。选择舒适的鞋子也是缓解疼痛的重要方法，尽量少穿或者不穿高跟鞋，建议穿平底的、不太硬的、宽松的鞋子，最好垫个比较软的鞋垫。

一泡　坚持晚睡前热水泡脚，可以放松足部肌肉，促进局部血液循环，有利于炎症的消退。或使用一些中药，如独活、寄生、秦艽、防风、杜仲、牛膝、红花、当归、威灵仙各10克，川芎6克，细辛3克，加水煎后去渣，加入米醋250毫升泡脚。每次30分钟，每天2次。对于疼痛明显者可外用膏药、消炎止痛药等，再配合上述护理方法，效果会更好。

缓解膝痛的六个动作

爬楼梯　左脚踩一级楼梯，手扶栏杆保持平衡。然后左腿着力，右脚离地，保持2秒钟，然后换腿，反复10次。

起立坐下　选择一个板凳，坐直身体，双臂下垂，保持身体平衡。然后，控制身体，缓慢起身站直，反复10次。

坐姿屈腿　席地而坐，双腿并拢伸直。双手撑于身后，然后慢慢弯曲右膝，脚踝挪向臀部，大腿肌肉以有拉伸感为宜。保持 5 秒钟，脚部滑回原处，绷直右腿。双腿各做 10 次。

仰卧摆膝　仰卧在地板上。双膝弯曲，双脚着地，双手置于身体两侧。慢慢地将双膝向右侧旋转，双膝始终并拢，直至大腿及腰部肌肉产生拉伸感，保持 5 秒，然后回原位。之后换另一侧，每侧动作反复 10 次。

俯卧抬腿　俯卧于地板上，双手托起下巴，双眼看着地面，双腿及后背绷直，然后慢慢将右腿向上抬高10 厘米，保持 20 秒钟，再慢慢放下。双腿各做 10 次。

侧卧举腿　右侧卧，右手撑头，左手撑地。双腿绷直，尽量慢慢地抬高左腿，保持 20 秒钟，然后慢慢放下。两腿各做 10 次。

巧做操防腰背痛

蠕动操　站立，双脚与肩宽，两手自然下垂，重心移至足跟。然后双膝下蹲，使整个脊柱轻轻地做前后且向上呈波浪式蠕动。直立后勿停，再行前后向下做波浪式蠕动。连续做 5 遍后，最后做全脊柱前后浪状大蠕动

3次。稍停后双膝下蹲，做左右向上移动蠕动（方法及次数同上）。最后，以整个脊柱做左右浪状大摆动3次结束。每回做3~5遍。

舒脊操 仰卧在干净的垫子上，双手重叠托住后颈枕部，弯曲双腿膝盖，使足跟尽可能靠近臀部，然后使臀部轻微抬起离开垫子，随后双腿用力将双膝向下按压，同时保持双手对头颈部的承托姿势。这样可以使颈、胸、腰部的椎间受到牵引，每次做10~15遍。

以上方法晨起或睡前练习均可，每次练习时间保持5~10分钟。初期每天1~2次，3个月后见效者可改为每天3~5次，持之以恒可防腰背痛。

药酒、热敷治颈椎病

中医治疗颈椎病主要有按摩、药酒、艾灸、热敷等方法，现为大家简单介绍以下两种：

药酒法 取穿山龙、独活、赤芍、威灵仙、川牛膝、生姜各30克，骨碎补、三七、花椒各20克，川乌10克，放入50~60度的白酒1000毫升中浸泡7天。该药酒可温阳散寒，化瘀通络，祛风止痛，涂抹在颈椎、腰椎疼痛部位，可有效缓解疼痛。

使用时不需用劲，轻轻抹上即可，然后贴上保鲜膜，2个小时左右感觉皮肤发热就可以揭掉。不分早晚，每天1次，做完后用清水洗净，以免过敏。

热敷法　取大青盐（大粒盐）1000克，生龙骨、生牡蛎、灵磁石、紫磁石、青磁石、鹿角霜、滑石块各50克，将上述药物研碎，装入纯棉制的口袋中，使用时在微波炉用中高火加热2分钟，以不烫皮肤为度，放在疼痛部位即可，药袋凉后即可撤去。该法也适合中老年人腰腿痛的治疗。

葛根黑豆汤缓解颈椎病

如今颈椎病成了常见病，经常感觉颈部酸胀难受，在空调屋待久了不适感更强烈。推荐患者尝试服用葛根黑豆汤。

葛根50克，黑豆30克，生牡蛎20克，煮水服用即可。葛根能解肌，是解除颈部肌肉痉挛的关键药物，而且葛根能升清阳，促使人体阳气上升。牡蛎能把颈部的浊水往下收，再用黑豆把浊水通过小便利出来，并且黑豆还有补肾益阴的作用。

颈部不适的原因有很多种，如果患者经常感觉脖子、肩膀酸痛，建议最好及时就医。尽量避免在午夜、凌晨洗澡，以防受潮受风；低头 1~2 小时后习惯性抬抬头，让颈肩部放松 5~10 分钟；还可尝试按摩揉搓后颈部肌肉，直到感觉肌肉明显变软、皮肤发热为止。

按风池穴缓颈项痛

痛则不通，通则不痛。从中医角度来看，颈项疼痛多是由于长期低头工作学习、姿势固定、颈部肌肉紧张拘谨、气血阻滞、肌肉和筋膜供血不足导致的。专家表示，对于颈项疼痛人群来说，经常按揉风池穴，可缓解肌肉紧张度，疏通气血。

风池穴位于头额后面大筋的两旁与耳垂平行处，胸锁乳突肌与斜方肌上端之间的凹陷处即是此穴，主治颈项不适。长期伏案工作的办公室一族可在工作间隙舒展一下身体，运动一下头部，双臂绕到颈后，两手以食、中指同时用力旋转按揉风池穴 30~50 次，最后提拉颈部肌肉 5~10 次，便能够放松颈部肌肉，对缓解颈项痛效果不错。

鹌鹑薏米缓解关节痛

不少老年人被膝关节痛困扰，究其原因：一是体内阳气虚衰，不足以抵御外邪的侵袭；二是风寒湿邪入侵人体经络关节。该病治疗上应该补益正气，驱除风湿。这里给大家介绍一款鹌鹑薏米粥：

鹌鹑 2 只，杜仲 10 克，薏米 30 克，枸杞 50 克，赤小豆 30 克，生姜 3 克。将鹌鹑收拾干净，与其他原料一起放入砂锅内，加水烧开后改为小火。煲 1 小时左右，加入食盐、味精调味即可食用。

方中鹌鹑有温补气血的作用，杜仲、枸杞可补益肝肾，生姜能温经散寒，薏米、赤小豆能通络除湿。诸物合用，共奏补益脾胃、利水除湿之功效，适用于体虚受寒而导致的关节疼痛、腿脚水肿患者。

按人中治腿抽筋

腿抽筋相信很多人都经历过，一般发生在人的小腿或脚趾处，发作时疼痛难忍，半夜抽筋往往把人痛醒，影响睡眠。缓解腿抽筋，一般人会捏捏腿肚子、扳扳脚趾。

但其实，中医有更加简便的方法——点按人中穴，有利于迅速缓解症状。

具体方法为：1. 点按人中。将手指或刮痧板角部放置在人中穴上，用连续点按该穴的方法点刺人中穴。人中是督脉穴位，点按它可以振奋阳气，缓解痉挛。2. 稍缓解后，可配合拍打膝盖后窝。膝盖后窝处包含委阳、委中、阴谷三个穴位，拍打此处能疏通巡行于腓肠肌部位的经脉，改善局部血液循环，可以有效缓解寒湿阻滞经脉引起的腿抽筋。但要注意拍打力度由轻渐重，两次拍打要有间歇。

腿抽筋原因最常见的是寒冷刺激，另外还有缺钙、运动不当等。防腿抽筋应注意以下几点：做好保暖，避免腿部肌肉受寒；运动前先做准备活动，运动时间不可过长；适当补些钙和维生素等。

骨质增生拿陈醋敷

骨质增生是由于软组织退化，关节边缘形成骨刺而出现骨破坏，是 40 岁以上中老年人的常见病。目前西医对本病缺少有效的治疗药，常对症处理。如疼痛时服解热镇痛药，麻木者选用 B 族维生素，关节肿胀有积液者局部打封闭。

这个方子里的陈醋有散瘀止痛、软坚散结的作用，可以治疗关节脱臼、跌打外伤；用热水袋热敷能促进醋的渗透，并可以扩张血管、改善软组织的血液循环、促进局部新陈代谢。用陈醋在患处热敷可以影响骨细胞代谢，增强活血消肿、散瘀止痛的作用，对寒凝阻滞型的轻症骨质增生有效。单用陈醋效用不够的话，可以买骨刺消痛液，如上法热敷，具有祛风通络、活血止痛的功效，可治疗颈椎、腰椎、四肢关节骨质增生引起的酸胀、麻木、疼痛。

患骨质增生的人平时应适当补充钙质及维生素 D，适当活动关节，可增加关节腔内的压力，有利于关节液间软骨的渗透，减轻关节软骨的退行性改变。病程较长、症状严重、疼痛厉害的，最好在医生的指导下进行治疗。

旋转头部治落枕

落枕是中老年人常患的一种疾病。随着年龄的增加，人的颈部肌肉和关节会发生退行性病变和骨质增生。

如果夜间睡觉时枕头高低、软硬不合适，或者颈部受风着寒，均可引起落枕。

落枕发病多在早晨起床后，表现为一侧项背牵拉痛，甚至向同侧肩部及上臂扩散。头项俯仰转侧活动均受限制，病侧项背及肩部有明显压痛点，肌肉痉挛，但无肿胀。旋颈方法治疗落枕简便易行，一般一次即可治愈。

患者取坐位，术者站其后方，一手托住下颌，一手按放在头顶部，嘱其颈部放松，然后左右旋转头部，并分散病人的注意力，待颈部肌肉放松后，突然向后稍用力一旋，可听到"咔嚓"一声，痛感即可减轻或消失。需要提醒的是，治疗要由医生进行，万万不可随意操作。

麦麸加醋热敷治落枕

取 100 毫升醋，放在火上加热至沸腾，把麦麸，也就是麦皮，倒入醋中。在倒麦麸的过程中，要不停地搅拌，直到醋完全被麦麸吸收为止，和完醋的麦麸最好不要太稀，黏连成块的状态最好。和好之后把火关掉，待麸块的温度降到 40℃ 左右，把它敷在落枕的部位，然后再用纱布裹好。每天晚上敷 1 次，每次敷 45 分钟。

在这个方子中，真正起作用的是醋。因为醋可以散瘀血，除坚积。现代医学发现，醋具有扩张血管的作用，这其实和中医讲的是一个道理。要想预防落枕，建议大家睡觉时还要注意选用适宜的枕头，枕头高度 10~15 厘米为佳，不能太硬，还要注意多抬头活动颈部，防止颈肌劳损。

食疗方治落枕

方一　苹果 1 个，饭后食，每日 1 次。适用于经常反复落枕。

方二　山药 15 克，研细末，与大米 50 克，加水煮粥，每日 1~2 次。适用于中气不足、经常落枕者。

方三　丝瓜 1 根，鸡蛋 2 个。丝瓜切丝，炒鸡蛋，加盐、味精。适用于落枕后颈项板滞不舒。

方四　菊花、龙井茶，用开水冲泡饮服。适用于落枕并肝阳上亢。

方五　嫩松针捣碎，水煎代茶饮服。适用于落枕肌肉痉挛、疼痛。

第七章 泌尿生殖

葱白熨脐通小便

小便过少主要有两个方面：一是没有尿液形成，需要给予利尿药物治疗；二是小便难以排出，常常使用外治法，如用导尿管导尿。但导尿会给病人带来一定痛苦，并且有条件限制，必须由专业的医护人员完成。

病情轻微或无条件者可以试试传统的中医疗法：取适量葱白捣碎，贴敷在脐上，并覆盖几层纱布，用热水袋放在上面温熨5~10分钟后换冷水袋，二者交替直至小便通利。

如果排尿情况还得不到改善，可以试试葱汤熏汗法：把煮葱的水倒入浴盆中，让病人坐入葱汤中，水至少要没过肚脐，注意上半身的保暖，熏蒸到汗出，小便往往就可以排出了。

竹叶红糖水治尿道炎

将竹叶1~2克洗净，加红糖适量，放在一起熬成一大碗竹叶红糖水，喝水弃叶，每次1碗，3~5碗病愈。

滑石粥治急性尿道炎

滑石 25 克，瞿麦 10 克，粳米 70 克。把滑石用布包扎，与瞿麦同入砂锅煮汁，去渣，入粳米共煮为稀粥。每日分 2 次食用，3~5 天为 1 个疗程。

冬葵子治尿道炎

冬葵子 10 克，萹蓄 6 克，瞿麦 10 克，木通 6 克，石苇 6 克，车前子 10 克，草薢 10 克，黄芩 6 克，桃仁 5 克，生地 12 克，滑石 10 克，山栀 5 克。水煎待温，早晚分服。

党参核桃治尿失禁

党参 18 克，核桃肉 15 克，加水适量浓煎，饮汁食核桃肉。此方具有益气固肾之功效，对老人肾虚小便不禁者疗效显著。

向日葵治尿失禁

向日葵根须适量，洗净，加水煎，熬至半小碗时，倒出加红糖半小勺。温服，每日1剂，可治疗尿失禁。

老年人尿频的食疗

香菇炖红枣 陈香菇、红枣、冰糖各10克，鸡蛋2个打碎去壳，置于容器内蒸熟，每日早餐吃1次，连续1周可消除多尿症状。

红枣姜汤 红枣30个洗净，干姜3片，加适量水放入锅内用文火把枣煮烂，加入红糖15克一次性服完。每日或隔日服1次，连服10次，治疗尿频有较好的疗效。

韭菜粥 取新鲜韭菜60克洗净切段备用。先用适量水将大米100克煮成粥，然后放入切成段的韭菜、熟油、精盐同煮，熟后温热服食，每日2~3次，有温补肾阳、固精之功效，可治疗肾阳虚、遗尿和尿频。

芹菜治尿频

芹菜不但有降血压，治头疼头胀、妇女月经不调、小便不利、赤白带下等功效，而且对妇女虚寒性尿频有很好的疗效。具体方法：取800~1000克芹菜，去掉根和老叶，洗净切碎加少许植物油和盐，熟后分 2 次食用，一般食用 2~3 天便可见效。

葱头红酒治尿频

红葡萄酒一瓶，洋葱头 250 克。将洋葱头洗干净去皮切块，放入玻璃瓶中，倒入红葡萄酒盖严，密封 3~5 天后，将葱头片捞出，分别放入冰箱冷藏，每天可饮用 20~30 毫升。葱头片一起食用效果更佳。

治老年尿频方

1. 猪肺一副，洗净切块，与适量羊肉一起炖熟，加适量生姜、食盐，分次食用。

2. 雄鸡肠洗净切碎炒菜吃，不拘次数。

3. 猪肾 1~2 个，糯米 100 克，加水煮粥服食；或猪肝、黑豆、糯米各适量，加水同煮至豆、米熟烂服食。

4. 小茴香 5 克炒黄研末，糯米 100 克加水煮粥，以盐调味后入小茴香粉拌匀，分 2 次服食，每日 1 剂。

5. 金樱子 18 克，猪小肚 1 个，糯米 250 克，黄豆

100克。先将金樱子果除去外刺，洗净备用。然后把买回的猪小肚（即猪尿泡）反复冲洗后，再把淘洗过的糯米和黄豆装入肚内缝好切口，在小肚上按需要缠成两三节，并扎些小眼。金樱子放在锅内，加水适量小火炖两三个小时，起锅时略加调味品。每天早晚各吃一碗并喝汤，服上 2~3 剂效果更佳。凡夜间尿频者，不妨一试。

老头草治尿频尿急

先将采集的老头草（数量不限）洗净，放入白铁锅内，添上适量的凉水煮沸以后，打进一个红皮鸡蛋，待鸡蛋煮熟之后，将老头草捞出。待熬的水温适宜时，先吃鸡蛋后喝汤。每日喝3次，一般一周内即可治好尿频尿急症。

山芋食疗方治尿频

生山芋（削去皮）250 克，白酒 500 毫升。先将山芋捣碎待用，用文火煎酒，待酒沸即下山芋，再加入葱白，空腹时食之。常服可防治老人尿频。

羊肚治老人夜尿多

羊肚一个，洗净后加水煮汤，用食盐调味空腹食用，每日 1 次，连服 4~5 日。

治尿失禁夜尿频小方

用中药补骨脂 600 克浸酒 1 千克，早晚各服一小盅。或用关节止痛膏 1 张贴于脐下四横指处（相当于关元穴），每 2 日更换 1 次。

水果治泌尿生殖病

前列腺炎　用新鲜猕猴桃 50 克或葡萄 250 克，切碎榨汁，加适量温开水饮服，每日 2 次，连服 2 周。

小便涩痛　用甘蔗 500 克或荸荠 150 克，切碎后榨汁，加适量温开水饮服，每日 2 次，连服 2 周。

泌尿系统感染　用大红枣、红糖、红小豆、核桃仁、花生米各 150 克（红小豆、花生米先用温水泡 2 小时）加水煮 30 分钟，成豆沙状，每天早晨晚上空腹各服 1~2 匙，连服数月，效果颇佳。

治紫癜性肾炎方

地骨皮 50 克，徐长卿 25 克，水煎服，每日 2 次。

冬瓜砂仁汤治慢性肾炎

用料　冬瓜 1000 克，砂仁 30 克。

制法　冬瓜、砂仁共同炖成汤。隔日 1 剂，连服 20 天。

功用　以利尿为主。

适用症　慢性肾炎。

蚕豆治肾炎

老蚕豆 150 克，红糖 100 克，加清水 2500 毫升，浓煎成 600 毫升，每天早晨空腹喝 100 毫升，同时吃蚕豆，6 天吃完。两三个月后，症状明显改善。

鱼肚治肾炎

将鲜鱼肚文火焙干，碾成粉末，分成数份，再将鱼肚末夹在煎好的荷包蛋中，趁热吃下，每日 2 次，不间断；与此同时用鲜柳叶泡水代茶饮用，如此坚持数月可治愈肾炎。

鸡蛋治肾寒

红皮鸡蛋 3 个，白胡椒 21 粒一顺擀。放在清水里蒸蛋糕，每日空肚一次性吃下。7 天为 1 个疗程，治疗肾寒。

三汁饮疗慢性肾盂肾炎

西瓜 200 克，葡萄 250 克，藕 250 克。西瓜连皮绞汁，葡萄、鲜藕亦绞汁，三汁混合饮用。主治小便短少、涩痛有热感。

葫芦双皮汤治肾炎

将葫芦壳 50 克，冬瓜皮、西瓜皮各 30 克，红枣 10 枚，加水 400 毫升，煎至约 150 毫升，去渣取汁即成。每日 1 剂，至水肿消退为度。此方适用于慢性肾炎。

白茅根水治肾炎

白茅根 100 克放在容器中，加水 300 克，放在蒸饭锅中蒸制。每天饮白茅根水 2 次，1 个月左右水肿消退。连续服 3 个月，一般患者可痊愈。

车前草治肾小球肾炎

鲜车前草 25 克，冬瓜皮 12 克，玉米须 12 克。煎汤，每日 1 剂，分早、中、晚 3 次口服，10 天为 1 个疗程。

益母草治急性肾炎

取益母草 120 克，加水 700 毫升，文火煎至 300 毫升，分 2~3 次温服，小儿酌减。治疗期间要禁盐，限制蛋白质摄入。此方对急性肾炎有较好疗效。

核桃鸡内金治肾结石

取核桃肉适量，用芝麻油炸酥（防止炸焦黑），蒸过退火后，研碎备用。另取适量鸡内金，同细砂混炒烫起泡研末。每次取核桃肉和鸡内金末各 15~20 克，以冰糖水冲服，每日 2 次。一般服用 10 多天后结石可排出。据临床证明，若结石超过花生米大小者，服此药也不易排出。

胡桃壳治前列腺炎

取胡桃壳（即干核桃硬壳）约 500 克，用铝锅加水以覆盖为宜，炖沸后以文火保持水沸，计 2 小时，加入 4 个鸡蛋（不去壳）再炖 2 小时，共计为 4 小时，取出滤壳，每次服 1 个鸡蛋、1 大碗胡桃壳水（无毒副作用），每天 3 次，连服 3 剂，尿胀尿痛便有好转，小便通畅随即痊愈。

甘草梢治前列腺炎

甘草的细梢即甘草梢 5 克，剪成小段，用开水冲泡频饮，每天更换 1 次。久饮此水能医治前列腺发炎、肿大和疼痛。但高血压病人不宜服，因其有促使血压升高的副作用。

三七粉治前列腺肥大

临床应用发现，中药三七对前列腺肥大有较好效果。三七无明显副作用，临床多研末吞服，也可炖肉食用。一般用量 3~6 克 / 次，2 次 / 日。

中药治前列腺炎

金银花 60 克，野菊花 30 克，生甘草 20 克，清水煎汤内服，随意代茶饮用（限当日服完）。服药期间，禁用烟、酒及辛辣食物。

大黄治慢性前列腺炎

将生大黄 50 克放砂锅内，加水 500 毫升，煎煮至 200 毫升左右，倒入小盆中熏会阴部。待药液不烫时，以纱布浸湿擦洗会阴，每次 10 分钟左右。另取中极（脐下 4 寸处）、会阴两穴，外敷用生姜汁调制的大黄末 10 克，胶布固定。每天 1 次，连用 15 天为 1 个疗程。

喝向日葵茶治前列腺炎

每日取去掉籽的干向日葵盘 15 克，用凉水将干向日葵盘洗净放入搪瓷盆中。加适量水，煎煮 5 分钟，将煎煮好的药液放温代茶饮。饮用 5 天，就能改善前列腺炎症状。

绿豆芽汁可治前列腺炎

用新鲜绿豆芽若干，洗净后用干净纱布绞挤出芽汁，调入适量白砂糖后当茶饮，常饮可治慢性前列腺炎。

麝香壮骨膏治前列腺增生

晚沐浴后，坐在床上，沿脐下中线向下一寸半开始，在左右前列腺部位各贴麝香壮骨膏一贴。入夜就会感觉症状得到改善。24 小时后将膏药揭下，再贴一贴。

如疼痛尚未解除，再在臀部（屁股上左右腰眼处）各贴一贴，这样 24 小时后疼痛定会减轻或解除。为了巩固疗效，以后每周再贴一次，时间仍为 24 小时一换，若症状未解除，可连续再贴。

冬瓜海带薏米汤治前列腺炎

每次用鲜冬瓜 250 克、生薏米 50 克、海带 100 克，将冬瓜洗净切成粗块，生薏米洗净，海带洗净切成细片状，然后一同放进砂锅内，加适量清水煮汤食用。

桃胶汤巧除尿路结石

取桃胶 45 克，置碗中，加水适量，蒸化，和渣服下，每天 3 次，每次 15 克。个别结石较大患者服后小便胀痛增加，此为结石排出尿路之兆，续服便可排出结石痊愈。桃胶的采集，通常是夏季桃树茂盛时，用刀割树皮，待树脂溢出后收集，水浸，洗去杂质，晒干。

鱼腥草治尿路结石

鲜鱼腥草 100 克，红地龙 10 条，白糖 50 克。红地龙用水漂净，将其置白糖内液化。鱼腥草取汁。两者混合顿服。

葵花根治尿路结石

将葵花根挖出，洗净晒干。使用时取粗根（敲碎）和须根约 100 克，加水 250 毫升，煮 3 分钟，饭前空腹喝下，每日 3 次，连服 1 月，结石可除。

韭菜治遗尿方

取韭菜 50 克洗净，捣烂绞汁，放入小碗中隔水蒸热服用。每日 1 次，连服 5 天。

大葱硫黄治遗尿

带须的大葱根 7 个，硫黄 10 克，共捣为泥状，晚上睡觉时敷在肚脐上，次日早晨取下，轻者 1 次，重者不超过 4 次即愈。

猪脬治肾虚遗尿

猪脬（俗称"猪尿泡"）1 个，洗净。将黄芪 15 克、升麻 6 克、桑螵蛸 10 克、益智仁 10 克、山药 30 克，共装入猪脬内，放瓦锅中加水 300~500 毫升，加适量食盐共煮，待猪脬煮至烂熟后，去药渣，早晚当菜吃。每天 1 剂，轻者 1~3 剂，重者可连服 6 剂。

五倍子治遗尿

用五倍子研粉过筛，加等量米醋调为糊状，临睡前填满肚脐，用纱布固定，次日晨起清洗。此法可治疗小儿遗尿、老人夜间多小便、遗精或子宫脱垂。

六味地黄丸治遗尿症

用六味地黄丸可治疗抗精神病药氯氮平引起的遗尿症。方法：取六味地黄丸，每次服 1 丸（9 克／丸），每日 2 次，温开水送服。服至痊愈为止。

羊油炒饭治尿床

每晚临睡时，用适量的山羊"腰子"（肾）周围的油（老公山羊或雄小羊的最好）炒干饭，饭不要太多，但要新鲜，患者食后即寝，食 3~4 次之后，就自然不再尿床了。当然严重的要多吃几天，饭中不放盐和其他食品。

水果治疗生殖系统疾病

莲子　取新鲜莲子 15 克，水煎服，连同莲子一起服用，治梦遗过多。

芒果　取芒果核 10 克，打烂后水煎服，每日 2 次，连服 2 周，能治睾丸炎和睾丸肿痛。

白果　取银杏果 10 枚，带壳炒熟后取仁食用，每日 2 次，连服 2 月，可治遗精过多。

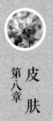

第八章　皮肤

橄榄油对付脱屑

对付湿疹、干癣、富贵手这类发炎、脱屑、瘙痒难耐的疾病，最好用的就是家里有的橄榄油，将其直接涂抹于患部，症状可慢慢获得改善。橄榄油中的抗氧化物能降低发炎反应，最重要的是油脂可帮助保湿，不刺激。讲到头屑问题，还是建议用橄榄油，做法很简单：在洗头前将橄榄油涂抹于头皮处，稍加按摩，过两三个小时，再用洗发精洗掉。你或许会感到头皮前所未有的清爽。

桑寄生泡洗治冻疮

取桑寄生 30 克，水煎半小时，待水温适宜时，将冻疮患处放进药液中泡洗 10 分钟，每日 1 次，泡完后，药液不要倒掉，可反复加热使用 3 天。

隔姜温灸治冻疮

新鲜生姜切片放在冻疮上，点燃艾条，对着姜片温灸，每次半小时左右，每天最少 2 次。对于初发的冻疮，一般一两天就能见效。对于皮肤破溃的冻疮，要在破溃处加大温灸的力度，适当延长时间，可以促进皮肤愈合。温灸前将艾叶煮汤熏洗患处 10 分钟左右，效果会更好。

按摩四部位防冻疮

按摩双手　双手反复搓摩，直到发热。先用左手紧握右手的手背进行上下摩擦，再用同法摩擦左手手背，一般需 20 次左右。

按摩双臂　右手紧贴左手臂内侧，向左手臂上方摩擦，直到肩膀，然后让右手翻过肩膀，沿左臂外侧向下摩擦至左手手背，如此摩擦为 1 次，共 20 次。然后交换。

按摩双腿　双腿伸直，双手紧抱左侧大腿根，从大腿根向下摩擦至脚踝，再从脚踝摩擦至大腿跟。用同法按摩右侧大腿，共需 20 次。

按摩脚心　屈膝，两脚心相对。左手按住右脚心，右手按住左脚心，两手同时用力按摩 20 次。

醋防治冻疮

冻疮是由于天气寒冷受凉所引起的，一般情况下多出现于手脚、脸上、鼻尖或者是耳朵等部位。冻疮上的皮肤相比正常皮肤会更加苍白或者是出现发红以及水肿的情况，同时还伴随有肿胀感，在天气转暖之后会出现发痒以及热痛的情况。如果冻疮的问题更加严重，那么很有可能导致皮肤变成紫色，这样患处周围的细胞就会出现坏死、溃烂、流脓等严重后果。所以，在冬天一定要做好防冻工作，如果已经出现冻疮则需要选择科学的治疗方法。

在温水中加入醋，随后将冻伤的部位放入温水中浸泡 20 分钟左右，这样能够有效缓解冻疮给身体所带来的痛苦。这是因为醋的主要成分是醋酸，它有很强的杀菌作用，对皮肤起保护作用。另外，醋还含有丰富的钙、氨基酸、维生素 B、乳酸、葡萄酸、琥珀酸、糖分、甘油、醛类化合物以及一些盐类，这些成分对皮肤有好处。用加醋的水洗皮肤，能使皮肤吸收到一些十分需要的营养素，从而起到松软皮肤、增强皮肤活力的作用。

土法治冻疮

方一　辣椒 5 个，白酒 1000 毫升，将辣椒放入酒内浸泡一夜，反复涂抹患处。

方二　生姜烤热，涂患处，涂抹 3 次，冻疮即愈。

方三　鲜山药适量，用开水浸泡片刻去皮，捣成泥涂抹患处。

方四　辣椒秆、茄子秆各 500 克，切碎，加水煎煮，煎液趁热熏洗患处，每日 2 次。

方五　辣椒蒂 10 克，冬瓜皮 30 克，香油适量。前两味煮水洗患处，再用香油涂患处。

茶水洗脸延缓衰老

冬季空气干燥，脸部易出现紧绷，显现皱纹。不妨换用茶水洗脸，可有效预防这些问题。因为茶叶中含有茶多酚，可以增加皮肤抗氧化水平，从而有效预防皱纹，延缓衰老。方法是：清洁脸部后，将茶水涂到脸上，用手轻轻拍，或将蘸了茶水的脱脂棉敷在脸上 2~3 分钟，然后用清水洗净。但需注意，茶水洗脸后一定要用清水彻底冲洗干净，以免茶色素渗入毛孔。

巧用生姜祛疤痕

把新鲜的生姜切片，用姜片轻擦疤痕处，然后把姜片敷在疤痕部位，每隔 3~5 分钟换姜片，可反复换 3 次。

坚持敷 2 周，可以淡化疤痕，还能使疤痕部位的皮肤变得白嫩。

把姜切片，临睡前用手指压在疤痕处 15 分钟，第二天早上再洗掉，连续一周。

在脱痂时，也就是伤疤完全康复之后，用鲜姜片轻轻擦摩疤痕疙瘩，每日擦 3 次，每次 2~3 分钟，连续用鲜姜擦两三次，可以阻止其肉芽组织继续生长，伤口不留疤痕，皮肤表面光洁如初。

为了更有效地淡化疤痕，用生姜祛疤时，不要食用颜色过重或刺激性食物，对生姜过敏的人群最好不要选用上述方法。

常吃西红柿预防皮肤癌

最新研究指出，常吃西红柿可以减少皱纹，预防皮肤癌。

研究人员征集了 65 名志愿者，将其分为两组。一组志愿者在 12 周内，每天都要吃西红柿，另一组则正常饮食。志愿者每天早晚都需要接受紫外线的照射与组织检查。结果发现，没有吃西红柿的一组志愿者，体内与皱纹、炎症相关的标志性基因增多；每天吃西红柿的志愿者，与皱纹相关基因显著减少。

研究人员表示，此项研究证实，常吃西红柿可以有效抵御紫外线照射带来的不良后果，减少皱纹，预防皮肤癌。不过专家提醒，除了改善饮食，要想更好地抵御紫外线的伤害，每天晒太阳的时间不宜超过 40 分钟，并且一定要擦防晒霜。

伤湿止痛膏能治皮肤病

治早期小疖肿　将伤湿止痛膏剪成比疖肿稍大一些的圆形，再用 75% 酒精将疖肿部位清洗干净，晾干后把伤湿止痛膏贴于疖肿患处，每天换药 1 次，一般贴药 3~5 天可愈。疖肿较大或化脓，不宜采用此法。

治神经性皮炎　先用温水洗净患处，待干后，将伤湿止痛膏贴于患处。2~3 天换药 1 次。继发感染者及孕妇忌用。

治寻常疣　剪取比寻常疣略大的伤湿止痛膏贴敷于患处，每天揭换数次，连续数天，一般用药 10~15 天可愈，寻常疣即可软化脱落。

治鸡眼疼痛　取伤湿止痛膏半块贴敷于鸡眼上，早晚各 1 次，可止行走时疼痛。

治皮肤皲裂　根据裂口大小，将伤湿止痛膏贴于裂口处，一般用药 2~3 天裂口可愈，疼痛消失。

治脚气四偏方

脚气是一种常见的真菌感染性皮肤病，是足癣的俗名。下面介绍一些治脚气偏方，不妨试试：

花椒盐水　具体方法：花椒 10 克，盐 20 克，加入水中稍煮，待温度不烫脚了，即可泡洗，每晚泡洗 20 分钟，连续泡洗一周即可痊愈。用过的花椒盐水，第二天经加温，可连续使用。已溃疡感染者慎用。

嫩柳树叶　如果仅是脚趾缝溃烂，可将嫩柳叶搓成小丸状，夹在趾缝中，晚上夹入（可穿上袜子），第二天即见效。

韭菜汤水　韭菜半斤，洗净切细，放入盆中捣碎成糊状，然后倒入开水冲泡（量够浸泡手脚即可），待水温降至温热，将脚放入浸泡，搓洗患处，约 30 分钟，没有什么痛苦。有些人只泡了两三次，患处渐渐就不痒了，过了些日子，患处就脱皮长出了光洁的皮肤。

煮黄豆水　用 150 克黄豆打碎煮水，用小火约煮 20 分钟，待水温能洗脚时用来泡脚，可多泡会儿。治脚气效果极佳，脚不脱皮，而且皮肤滋润。

中成药治春季过敏症

春季温暖花开，花粉飞扬；各种微生物滋生，侵袭人体；进食时令蔬果，刺激口唇和胃肠道……这些都易引起春季特有的皮肤和胃肠过敏症状，出现皮肤瘙痒、红斑、湿疹、腹痛、腹泻等。就春季过敏症使用中成药介绍如下，供大家参考：

肤红颗粒（症状初起者较适用）　本药由红花、川芎、白英、苍耳子、地肤子、蛇床子等组成，具有活血祛风、散瘀解毒、除湿止痒的功效，主治初起的风疹、湿疹、荨麻疹等属于血瘀风盛（症见皮肤瘀斑、瘙痒、活动性风团、舌紫、少苔、脉迟缓）之证。临床上用于皮肤瘙痒症，荨常性、人工性、压力性荨麻疹，亚急性、慢性湿疹等的治疗。

用法：冲服，成人每次9~18克（每袋18克，即半袋至1袋），每天3次。儿童酌减。

皮肤病血毒丸（伴头晕目眩、大便秘结者较适用）本药由茜草、赤芍、地肤子、牡丹皮等组成，具有清热解毒、消肿止痒的功效，主治热毒（局部发红发热）和感染（真菌感染）性皮肤病。临床上用于湿热血燥引起的风疹、湿疹、皮肤刺痒、雀斑粉刺、面赤鼻齄、疮疡肿毒、脚气疥癣，此外还可用于头晕目眩、大便秘结（故伴头晕目眩、大便秘结者特别适用）。

用法：口服，成人每次20粒，每天2次。本药儿童不适用。

湿毒清胶囊（顽固性苔藓样改变者较适用） 本药由地黄、当归、苦参、白癣皮等组成，具有养血润肤、祛风止痒的功效。主治血虚风燥（症见皮肤干燥、脱屑、瘙痒，伴有抓痕、血痂、色素沉着）引起的瘙痒症。临床上用于湿疹、神经性皮炎苔藓样改变或其他皮肤病见上述症候者。

用法：口服，成人每次3~4粒，每天3次。儿童（7~14岁）剂量减半。

银翘解毒丸治荨麻疹

用银翘解毒片4片（每片含药0.55克）内服。每日2次，5天为1个疗程。

凤仙花治手癣偏方

中医认为，凤仙花具有祛风散寒、发汗解表等功效，外用可治手癣。有手癣的患者不妨试试凤仙花偏方。此偏方不仅可祛除手癣，还具有润肤的功效。

将 3~5 棵整棵的凤仙花（也叫指甲草）洗干净，切成小段，加上食醋（用量以完全没过指甲草为宜）。大火煮开后，再用小火煮 5~8 分钟。待温热时用来浸泡、搓洗双手 10 分钟，还可以重复加热使用。

每到干燥季节手都会干硬、脱皮，这表现出明显的季节特征。燥邪和凉邪会导致凉燥之邪侵袭皮肤腠理，使皮肤发干发硬。凤仙花搭配醋使用，有散寒润燥的作用。

凤仙花外用一般捣敷或研末调敷。不过专家提醒，任何偏方都不可能适用于所有类似症状的患者。

手足皲裂外用方四则

手足皲裂是指由于各种原因引起的手足部皮肤干燥和裂纹，伴疼痛。本病既是一些皮肤病的伴随症状，也是一种独立的皮肤病。冬季怎样防治手足皲裂，中医有许多有效的外用方，现介绍如下：

方一　黄柏 50 克，乳香、没药各 20 克，冰片 5 克。将上药共研末，在药末中加入适量的蜂蜜调成糊状后外敷于患处。每日 3 次。

方二　白芨、紫草各 20 克，将两药共研末，加入适量的凡士林油调成糊状后外敷于患处。每日 3 次。

方三　白芨 15 克，白蔹 30 克，大黄 50 克。将上药炒黄后共研末，用适量的蜂蜜将药末调成糊状，并涂抹于患处。每日 3 次。

方四　柏树胶、松香各 30 克，将两药共研末，并均匀地撒在胶布上，用小火把胶布烤一下，待药末熔化后贴于患处。每日 1 次。

葵花子可防手足皲裂

茶余饭后，常嗑葵花子解闷，但你有没有想过，这小小葵花子还能防止手足皲裂。葵花子是维生素 E 含量最为丰富的食品之一，而维生素 E 是出色的抗氧化剂，有助于维持神经、肌肉组织的正常，使毛细血管壁更稳固，使原本瘀滞的血液循环恢复顺畅，有助于防止手足皲裂和色斑的生成。

米醋治疗手脱皮

很多人到了秋冬秋节都会出现手脱皮的现象，下面给大家介绍一个治疗手脱皮的小偏方——用米醋搓洗双手。这是因为米醋性温、味酸苦，外用具有活血化瘀、消肿止痛、止痒等功效，用来搓洗双手能治疗手部脱皮的病症。

用米醋治疗手脱皮的方法很简单，具体方法是：每次洗完手，蘸取少许米醋，在手上反复揉搓，揉搓后不用再洗手，就当是抹"护手霜"。照此方法一天揉搓手部三四次，如洗手后能带上一双橡胶手套，不但可避免污染接触的东西，而且可使效果更好。晚睡前用醋搓手后，也可以戴上手套睡觉过夜。一般 3~5 天后，手上的皮肤就会逐渐变得柔软、滋润，干皮也不见了。坚持使用这个方法一周后，手上脱皮就会渐渐消失。选用米醋时以优质白米醋为佳。

这个办法简单易行，没有任何毒副作用，有双手脱皮症状的朋友可以试试。脚部脱皮的朋友也可以采用这种方法来治疗。如同时服用 B 族维生素，效果更佳。用米醋搓洗双手期间，手部皮肤要尽量避免直接接触洗衣粉等碱性物质，以免中和手部米醋，影响疗效。

手脚裂口涂点黄豆凡士林膏

人体的手部和脚跟几乎没有皮脂腺，所以一到干燥的秋冬季节，很多人就会手部干燥粗糙、出现裂口，甚至出现疼痛出血的情况以及手指关节变粗的现象，这在医学上称为"皲裂症"。

涂点黄豆和凡士林膏效果不错，不妨一试。准备凡士林 200 克，黄豆 100 克，纱布 1 卷。将黄豆洗净、晒干、研细，将磨细的黄豆过筛取末；再将黄豆末和凡士林充分混合装在小瓶子里。用时先用温水洗净皲裂皮肤，擦干，用药膏将裂口处填平。然后用纱布将伤口覆盖，包扎好。每隔 3 天换药 1 次，一般换药 2~4 次即可痊愈。为避免碰触伤口，可以在干活的时候戴上手套，加快药效吸收。中医认为，黄豆与凡士林混成的药膏有祛风润肤之功能，对手部、足部皮肤干燥、脱屑、皲裂、疼痛有很好的疗效。

冻疮破了抹"三皮"粉

石榴皮和柿子皮多含糅质，与皮肤黏膜、创面等接触后，有助于沉淀或凝固局部的蛋白质，并在表面形成较为致密的保护层，能帮助局部创面愈合或保护局部免受刺激。南酸枣又名"四眼果"，其果皮有活血祛瘀的作用，也有利于缓解冻疮。蛋黄油是从鸡蛋黄中煎取的油，中医又称其为凤凰油。中医认为，蛋黄油具有消炎止痛、收敛生肌和保护创面的作用，可以促进人体皮肤的再生和代谢。不过，在具体的用量与配伍上，最好咨询中医师之后再使用，以免影响疗效，耽误治疗。

西瓜霜外用新功效

西瓜霜主要用于治疗口腔炎、咽喉炎、扁桃体炎及口腔溃疡等疾病。近年来，临床研究发现西瓜霜外用还有以下新功效：

冻疮　对Ⅱ度冻伤，可将患处水泡剪去，再将西瓜霜撒敷患处，加以包扎，每日1次，按时换药。数日即可愈。

烫伤　西瓜霜研粉外敷烧伤的创面，可以抗渗出、消炎，促进创面干燥结痂。对Ⅰ度烧伤有良好的治疗效果；对Ⅱ度烧伤可用蜂蜜调西瓜霜粉外敷，数次可愈。

脓疱疮 用西瓜霜治疗有抗菌消肿、收敛固痂的作用。疮口局部消毒后撒上西瓜霜即可，不必包扎。一般3~5次可愈。

褥疮 长期卧床病人易长褥疮。用西瓜霜粉敷患处，每日1次，祛腐生肌。

臁疮 可将患处进行局部消毒后，再将西瓜霜粉撒患处，具有祛腐生新、拔毒排脓、生肌润肤的功效，每日1次，直至痊愈。

地榆外用方二则

治烧烫伤 地榆适量，焙干后研成极细粉末，再将麻油（或菜籽油）煮沸后迅速投入地榆粉，搅拌成糊状，盛于消毒器皿中。使用时将药糊直接涂于创面，可起到预防和控制感染、消除疼痛、促进创面愈合等作用。

治皮肤病 地榆适量炙黄，研细末，加凡士林配成30%药膏，外敷患处，每日换药1~2次。敷药膏前可先用高锰酸钾溶液（1∶8000）湿敷。此方有止痒、收敛、消炎等作用，对湿疹、湿疹样皮炎、脂溢性湿疹等有良效。

白醋泡大蒜赶走灰指甲

将大蒜头剥开，用刀背拍扁，泡在适量的白醋中，泡1~2个月，大蒜会变绿。每天分3~4次，用棉签蘸泡过蒜的醋，抹在洗净、剪好的指甲上。坚持用，肯定会看到效果。醋泡蒜都是可食用的东西，没有副作用，而且大蒜泡久了，还有一股蒜香味。这个方子也适用于足癣、体癣等皮肤癣。

灰指甲即甲癣，中医称"鹅爪风"，是由真菌等微生物感染引起的。大蒜性味辛温，有解毒杀菌的作用。醋含有柠檬酸、食用醋酸、苯甲酸钠，也具有杀菌、防腐的作用，两者混合对杀灭真菌有较强的功效。两种原料也都是可食用的，比较安全，因此，有这样困惑的朋友不妨一试。

需要提醒的是，手指甲或脚指甲出现异常并不一定就是灰指甲。许多皮肤病及全身性疾病也会引起甲改变，如银屑病、湿疹、扁平苔藓、雷诺综合征等引起的指甲病变，症状与灰指甲有一定的相似之处，患者自己往往难以分辨，所以建议大家在使用此偏方前务必咨询有经验的医生，以免误诊。

中药外洗除痱子

痱子是夏季多见的皮肤急性炎症，是由于气温高、湿度大、出汗过多又不能及时蒸发，致使汗孔堵塞、汗液不能排出所致，多见于婴幼儿、孕妇。

中医有一些外用方有助于缓解该病。例如，可以用水飞滑石30克，寒水石30克，钟乳石30克，花蕊石20克，白芷10克，冰片3克，共研极细粉末，适量外扑到患处，每日2~3次即可。如果感觉痱子引起的刺痒比较厉害，可以试试药浴疗法。即用败酱草125克，加水3000~5000毫升，大火煮沸后换成小火再煎十几分钟，去药渣，待水稍温后沐浴或湿敷患处。这两个方子不仅可以祛痱止痒，本身还有清热的作用。

中药汤防治痱子

痱子又称"汗疹"，为家有孩子的推荐一个洗澡中药汤：取徐长卿、苦参、白癣皮各20克，黄柏、佩兰、苍术、广藿香、荆芥各15克，大黄10克，加水2000毫升，浸泡30分钟，大火煮开，调小火再煮20分钟；准备温洗澡水一盆，加入煎好的中药水，水温合适时给小孩泡澡，每天 1~2 次，水温不宜过低。

腿部运动淡化老年斑

老年斑是人进入老年后肝脏、肾脏、胰脏功能下降时形成的，换句话说，它是人体内脏衰老的一种现象。因此，老年人可以借助一些简单的运动来提高肝脏、肾脏、胰脏的功能，加速过氧化物的排泄，促使老年斑淡化。下面就为大家推荐两套运动除斑法：

转腿　仰卧，双腿分开的幅度与腰宽相等。左膝轻轻屈曲，尽量向右侧倾倒，左肩紧贴床进行吸气。然后，右臂带动胸部向倒膝相反的方向扭转，此姿势应尽可能保持长一点的时间。反复做 2~3 次，左右交换做。

抱膝　仰卧，两腿分开的幅度与腰同宽。两臂平举，上体抬起，屈左膝，右手抱膝，维持一会儿之后，身体还原放松。反复做 2~3 次后，左右交换，以同样的方式再进行 2~3 次。

以上两套运动每天做 2 次，能强肝助胰，逐渐提高身体机能，淡化老年斑。此外，来回扭动腰部，也能加强内脏的代谢能力，帮助淡化老年斑。

老年斑的治疗

出现老年斑也是内脏衰老的表现。应对老年斑，最好的治疗就是预防。首先，从年轻起就要防止过度日晒，夏天出门，尽量选择避开上午 10 点到下午 2 点的时段。其次，饮食上要减少脂肪摄入量，多吃新鲜果蔬，特别是洋葱、萝卜、芹菜、菠菜、杏仁、大枣、西红柿、柑橘等。要想推迟老年斑的生长，只有增加体内的抗氧化剂。维生素 E 是一种较为理想的抗氧化剂。老年人除遵医嘱服一定量的维生素 E 外，还可多吃含维生素 E 丰富的食物，如植物油、谷类、豆类、深绿色植物以及肝、蛋和乳制品等。此外，还要保持心情舒畅和愉快，防止气滞血瘀症状。最后，应加强面部肌肉运动，改善脸部血液循环和皮肤代谢。

一旦皮肤上出现老年斑，可以用生姜涂抹。擦拭时可稍用力，以局部皮肤表面感觉微温为佳。除了外用以外，还可以配合内服生姜水，将生姜泡在红茶中或者蜂蜜水中饮用。特别注意的是，此方法只可用于颜色偏暗的老年斑。如果老年斑颜色偏红，属于火旺类型，就不适宜。

四种汤水祛斑点

黑木耳红枣汤祛除黑斑　黑木耳 30 克,红枣 20 枚。将黑木耳洗净,红枣去核,加水适量,煮半个小时左右。每天早、晚餐后各 1 次。经常服食可以驻颜祛斑,健美丰肌,并可用于治疗面部黑斑。

西红柿汁防治雀斑　每天喝一杯西红柿汁或经常吃西红柿,对防治雀斑有较好的作用。因为西红柿中含丰富的维生素 C,可抑制皮肤内酪氨酸酶的活性,有效减少黑色素的形成,从而使皮肤白嫩,黑斑消退。

大米黄瓜粥祛斑润肤　大米 100 克,鲜嫩黄瓜 300 克,盐 2 克,生姜 10 克。将黄瓜洗净,去皮去心切成薄片。大米淘洗干净,生姜洗净拍碎。锅内加水约 1000 毫升,置火上,下大米、生姜,武火烧开后,改用文火慢慢煮至米烂时下入黄瓜片,再煮至汤稠,加盐调味即可。每日 2 次温服,可以润泽皮肤、祛斑、减肥。

柠檬冰糖汁淡斑美白又嫩肤　将柠檬榨汁,加冰糖适量饮用。柠檬中含有丰富的维生素 C，常饮柠檬汁，不仅可以使皮肤白嫩，防止皮肤血管老化，消除面部色素斑，而且还具有防治动脉硬化的作用。

菠菜猪肝汤祛色斑

晒斑、雀斑、黄褐斑……斑斑点点是女性脸上最不和谐的"音符"了。生活中就有很多祛斑的小妙招，这里推荐一道简便易行的祛斑方——菠菜猪肝汤。

菠菜 250 克，猪肝 100 克，盐适量，水两碗。将猪肝 100 克放水里浸泡，倒掉血水，洗净，切成薄片；菠菜 250 克洗净切段，把菠菜、猪肝放入锅内煮沸的水中，待片刻滚后，加入少量盐调味，随即起锅。

菠菜中含有大量的 β 胡萝卜素和铁，也是叶酸、维生素 B_6、铁和钾的极佳来源，其中丰富的铁对缺铁性贫血有改善作用，能令人面色红润、光彩照人，因此被推崇为养颜佳品。

猪肝富含 B 族维生素、铁和叶酸，是补血食品中经常用的食物；猪肝具有一般肉类食品不含的维生素 C 和微量元素硒，能增强人体的免疫力，抗氧化，防衰老；

且猪肝中含有丰富的维生素 A，能有效地防止眼睛干涩、疲劳，还能维持健康的肤色，对皮肤的健美具有重要的作用。猪肝与菠菜相配，补血养颜效果更佳，营养价值更高。

白芷外用治皮肤病

白芷是一味常用的中药，性温味辛，具有散寒解表、祛风止痛、解毒止带之功，常用于治疗头痛、牙痛、寒湿腹痛、肠风痔漏、痈疽疮疡等症。

黄褐斑　面部颧、鼻、额等部位黄褐色或咖啡色斑，夏重冬轻。取白芷 50 克，研粉后与滑石粉 50 克混匀，加入蒸馏水、甘油各半（1∶1）调成糊状，涂于患处。每晚 1 次，次日早晨洗去。

寻常痤疮　面部呈高粱粒大小的红色丘疹、脓疱、结节等，伴有油性皮脂溢出。取白芷粉 50 克，配白鲜皮粉 40 克、硫黄粉 10 克，混匀，用蒸馏水调成糊状，涂于面部。每晚 1 次，次日早晨洗去。治疗期间忌食辛辣等刺激性食物。

扁平疣　好发于颜面、手背部的粟粒状扁平丘疹，浅褐色，表面光滑，微有痒感。取白芷 50 克，苦参、板蓝根、赤芍各 30 克，水煎后，用纱布蘸药液频洗患处，每日数次。

黑变病　以 30~50 岁女性多发，好发于额、颞、耳后、颈部，皮损表现为弥漫性、褐色或紫褐色色素沉着斑。取白芷、山药各 50 克，共研细粉，加入凡士林调成糊状，外搽患处（最好是现调现用），每日 2~3 次。

金黄散治皮肤病

金黄散，又名如意金黄散，具有清热解毒、消肿止痛之功，由天花粉、姜黄、大黄、黄柏、白芷、天南星、陈皮、苍术、甘草等中药配伍组成。一直以来，人们将金黄散作为外科常用的一种中成药，用于治疗痈疽、疖肿、跌打损伤等病症。近年来，经临床观察发现，金黄散还有很多新的用途：

脓疱疮　取金黄散适量，将金黄散用清水调匀后敷于患处，再用纱布覆盖，胶布固定，每日换药 1 次，可连续敷 2~3 天。

褥疮　取金黄散及猪胆汁各适量，先将患处用 2%

的碘酊和 75% 的酒精消毒，再去除局部的坏死组织，然后将用猪胆汁调匀的金黄散敷于患处，用纱布覆盖，胶布固定，每日换药 1 次，可连续敷 3~8 周。

水痘　取金黄散及米醋各适量，将金黄散用米醋调匀后涂于患处，每日涂数次，可连涂 3~5 天。

痈肿　取金黄散适量，将金黄散用清水调匀后敷于患处，然后用纱布覆盖，胶布固定，每日换药 1 次，可连续敷 3~5 天。

三个偏方治银屑病

方一　买一瓶醋，放一把花椒，熬半个小时，放凉后将熬好的花椒水装入瓶中，用一小毛笔刷花椒水于患处，每天坚持早、中、晚涂患处。

方二　猪胆一个，刺破，将胆汁放在小碗内，加入明矾（如黄豆大），待溶化后用胆汁搽患处，每天 2 次，连用 7 天。

方三　把大蒜加入盐捣烂如泥，敷在患处，用纱布盖好并用胶布固定，每天换新蒜泥 1 次。一段时间后银屑病便可以消除，患处只留下一块深色的斑印。

银屑病治疗的小方法

取鸡蛋一个，打一小孔，去清留黄。将蛋中灌满醋，糊住洞口后放 7 天。用时先把患处用盐水洗净，把蛋黄和醋搅匀，抹于患部，每天 2 次。

采几条鲜榆树枝，挤压出汁液涂在患处，每天 1 次，连抹 10 天可见效果。

生苦杏仁捣成末，加食醋调成糊状，摊在布上敷于患处皮肤上，绷带固定，每天调换 1 次。

粳米 50~100 克，绿豆 30 克，同入砂锅，加水适量煎煮，待米、绿豆快煮熟时加入金银花、槐花各 15 克，再煮 5 分钟即可服食，这个方法适用于银屑病初发期。

治银屑病有妙方

鸡蛋方　红皮鸡蛋 5 个，老陈醋 500 克。制法：浸泡 7 天后，去壳留清蛋黄搅匀。外搽患处，每日 2 次。

海带水配方　海带 50~100 克。制法：海带先洗去盐和杂质，再用温开水泡 3 小时，捞去海带，留水备用。用温海带水洗患处。清热，除湿，解毒。

牛奶方　把牛奶倒入锅里用大火煮，煮开后再改用小火煮 3~5 分钟，然后把锅里的牛奶倒出，这时锅壁上挂有一层白膜，把这层白膜刮下来涂在患处即可。

大枣甘草汤　大枣 30 克，甘草 10 克。大枣、甘草洗净，加适量水煎煮，去渣取汁。益气调中，扶助正气。每日 1 剂，分 2 次饮用。

细辛方　细辛 3 克、马钱子（生用不去毛）、生草乌、硫黄、生白矾、冰片，共研细末，用酒精浸泡 1 周，用棉签粘药汁外擦患处，以愈为度，每日 1~2 次。

偏方治扁平疣

方一　新鲜四季豆数根，洗净患处后取其汁涂擦，每日 3 次，连用 1 周。大多数患者于第二周疣体即自然脱落，患处全无痕迹。

方二　取苍耳子 10 克，将其加入 50 毫升 75% 的酒精（可用白酒代替）中浸泡 7 天，去渣取液备用；柴胡注射液 20 毫升。每天用棉球蘸取两药液交替外擦患处，各擦 3~4 次。这种方法仅限于不会对苍耳子、酒精过敏的患者。

方三 香附 100 克，木贼 50 克，莪术 100 克，大青叶、板蓝根各 60 克。上药加水 2000 毫升，浸泡 20 分钟后煎沸 5~10 分钟，取汁待凉。以药液用力搓洗患处，再浸泡患处 30 分钟。一剂可用 4 天，重复使用，10 天为 1 个疗程。

方四 马齿苋 20 克（鲜品 40 克），板蓝根 15 克。煎汤一碗内服，并留少量外涂，每日 2 次，连用 10 天，可除疣。

方五 用食醋 200 毫升，加热浓缩至 100 毫升，外用于皮损，每日 2 次，30 天为 1 个疗程。杀虫去疣，外用主治扁平疣。如加入木香液制剂，疗效又可提高。

方六 取青壳鸭蛋 7 只，浸泡米醋中 5~7 天后，每日煮食，连续食用至痊愈。

方七 食糖 1000 毫升，鸡蛋 10 个。选择好的老陈醋，鸡蛋要选用新鲜的、农家喂养的土鸡新生的蛋最好。将鲜鸡蛋煮熟后，敲破蛋壳，浸泡在食醋中 24 小时。每日清晨空腹吃醋蛋 2 个，连续食用 2~3 周。醋蛋是针对青年根治扁平疣的，有抗病毒、消疣光面的功效。

生薏仁泡水治扁平疣

扁平疣是一种病毒性皮肤病，有一定的传染性，且容易复发。中医认为，扁平疣的根本原因是身体里有湿毒，所以治疗的关键是要祛湿毒，用生薏仁泡水喝，可以有效去除湿气，治疗扁平疣。

黄豆治扁平疣

黄豆适量，把黄豆捣烂（嚼烂亦可）后于睡前糊在有扁平疣的地方，醒后洗掉。每晚 1 次，连续 2~3 次即可见效。

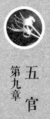

五官

第九章

眼干头晕：肝阴不足要滋阴

干眼症好发于老年人，如今再加上雾霾、风沙、紫外线、空气湿度不足，眼干的病人越来越多。

可做明目鲤鱼羹进行食疗：取鲤鱼 500 克、豆腐 50 克、胡萝卜 50 克、熟蛋黄 20 克、葵花子油 3 毫升、糖 5 克、盐 2 克。鲤鱼洗净，鱼的两侧各切三处划痕。葵花子油加热至六成热时，加入鲤鱼双面煎至略黄，加入水和胡萝卜同煮 15 分钟后，加入豆腐、蛋黄粒、食盐、糖，小火炖 5 分钟。或采取外敷润目增液方：取决明子 30 克、玄参 20 克、麦冬 20 克、生地 15 克，水煎 20 分钟，取药液 50 毫升，待到水温降至 40℃时，用药液浸湿小毛巾，敷在眼部，每天 2 次，每次 15 分钟。

肝血亏虚型病人除了干眼症状，还伴有头晕耳鸣、腰膝酸软、急躁易怒等。饮食调理可选择黑芝麻、紫米、枸杞、桑葚、核桃、酸奶、猪肝、蛋黄、虾皮、海带等滋补肝肾的食物。

饮食调理黑眼圈

中医认为，黑眼圈与肾虚、肝气郁滞、血瘀等有关，因为眼睛是靠五脏精气滋养，肾精亏虚则两目无神、眼圈发黑。肝气郁滞就会导致血瘀，气滞血瘀则长斑或眼眶发黑；熬夜、月经不调、妇科病也会导致黑眼圈。调理黑眼圈可食用黑芝麻、枸杞、橘子、胡萝卜、芹菜、牛奶、黄豆、鸡蛋等。

熊猫眼的治疗

中医认为，肝开窍于目，如果肝功能失调，会使眼睛出现干涩、视物不清等不适症状。另外，肾脏负担过重，身体里的水分排不出去，也会形成"熊猫眼"。

可多吃利水食物，用鸭肉煮栗子、烧大白菜等进行食疗，还可用红白萝卜煮肉汤喝。此外，猪腰煮汤吃也很有效果。

眼红肿痛的可以用枸杞子、菊花、百合煮水代茶饮治疗。

眼睑浮肿多为水肿，则睡眠要充足，同时要为双足、膝盖及胃部保暖。

养目护眼疗法

起床后，先将双手摩擦，搓热后一手掌紧贴双眼，反复3次，再以食、中指按压眼球和眼睛四周。

两脚分开与肩宽，挺胸站立，头稍仰。瞪大双眼，使眼球不停转动，先从右向左转10次，再从左向右转10次。然后放松肌肉，再重复3遍。能起到醒脑明目之功效。

身体取下蹲姿势，用双手攀住两脚五趾，并稍用力往上扳，用力时尽量朝下低头，这样便有助于使五脏六腑的精气上升至头部，从而起到营养耳目之作用。

腰背挺直坐位，以鼻子徐徐吸气，待气吸到最大限度时，用右手捏住鼻孔，紧闭双眼，再用口慢慢地吐气。

枸杞嚼着吃护眼

枸杞的护眼功效依赖于其中的玉米黄素。玉米黄素在视网膜上大量积累，可以减少紫外线刺激，保护视神经不受损。但玉米黄素不溶于水，要发挥枸杞的护眼功效，最好且最简单的方法，就是将其嚼烂了吃下去。

常按两穴位润目

按摩两个穴位可润目：一个是睛明穴，轻轻闭眼，用双手拇指尖点在穴位上，以有酸胀感为度，持续 1 分钟，放松 10 秒钟后再重复，反复 3~5 次。另一个是上迎香穴，刺激该穴可引起鼻酸流泪，进而滋润双眼。按摩时要先擦热此穴，再用指尖用力点揉，当出现明显鼻子酸胀感后，眼泪就会流出来。

按捏手腕眼不花

养老穴有清脑明目、舒筋活络的作用。经常按揉此穴，对缓解近视眼、老花眼都有好处。每天早晚各指压 10~20 次，3 个月左右，穴位的疼痛感就会消失，眼疾也会慢慢得到缓解。

食疗预防白内障

牛奶蜂蜜芝麻糊　将黑芝麻炒熟研磨成粉，每次以 1 匙冲入牛奶或豆浆中服用，并可加入 1 匙蜂蜜。黑芝麻富含维生素 E、铁和蛋白质，能维护和增强造血系统和免疫系统的功能，如再加茯苓粉 10 克效果更佳，是老年性白内障的理想食疗佳品，有利于预防白内障。

鲜杞猪肝汁　取鲜枸杞叶 100 克、猪肝 150 克，将猪肝洗净切条，与枸杞叶共同煎煮，饮汁吃肝，每日口服 2 次。猪肝富含铁、蛋白质、维生素 A 等，能益肝明目，有明显改善视力的作用。

枸杞龙眼汤　取枸杞子 20 克、龙眼肉 20 枚，水煎煮，连续服用，对治疗白内障有效。枸杞子富含胡萝卜素、维生素和钙、磷、铁等微量元素，龙眼肉富含维生素 B_2、维生素 C 和蛋白质，均有明目功能，对眼睛十分有益。

红枣枸杞茶　红枣 7 枚，枸杞子 15 克，加适量水煎服，每日 1 剂，连续服用。红枣富含蛋白质、维生素 C 及铁、磷、钙等，能补血明目，有提高视力的作用。

西红柿鸡蛋汤　新鲜西红柿开水烫洗，去皮后每天早晨空腹吃 1 个，胃不大好的人可以将鲜鸡蛋与西红柿烧汤，调味食用。西红柿富含谷胱甘肽及维生素 C 等，对防治老年性白内障有很好的作用。

嚼松仁防白内障

松仁中含有丰富的叶黄素、锌和维生素 E，能减少光线和氧对晶状体的损害，防止晶状体蛋白质变性，维持晶状体良好的透明度，从而预防白内障的发生。取松仁 25 克，细细嚼食即可，每日 1 次。

刮痧治干眼症

气候干燥，眼球表面的水分容易蒸发，再加上长时间用眼过度，就会出现双目干涩、刺痛，有异物感，容易疲劳、视物不清等干眼症的症状。可刮拭睛明、攒竹、鱼腰、四白、太阳、印堂等穴位及眼周，以改善眼睛周围的经络气血运行，缓解视疲劳和干涩的症状。

银翘解毒丸治眼部疾病

银翘解毒丸可治包括麦粒肿、眼睑丹毒、眼睑炎性水肿、春季卡他性结膜炎等多种眼病。方法是口服。每次 1 丸（3 克），每日 2~3 次，5 天为 1 个疗程。

夏枯草外洗治眼睛涩痒

初春时，大风天多，空气异常干燥，不少人的眼睛会经常感到干涩、发痒，有些人随便用手揉一揉了事，有的则是买滴眼液滴一滴。事实上，这些方法都不是很好，难以从根本上解决问题。

给大家推荐一个可以缓解眼部不适的方子：取夏枯草10克，配伍苦参、菊花、荆芥、防风各5克，煎水外洗眼部，每天2次，连用5天左右，可缓解目痒、目赤、流泪、珠痛等眼部不适。

中医认为，眼睛干涩、发痒主要由两种原因导致：一是肝经有热，中医认为"肝开窍于目"，肝热会熏蒸到眼睛，从而引起眼睛涩痒；二是身体受到外来风邪、热邪侵袭，它们善于侵入人体上部，因此会引发口咽、鼻、目等孔窍的干涩发痒。本方的药物组成重在清热和祛风，夏枯草、苦参、菊花都有清热的作用，尤其擅长清肝热，可缓解眼睛的"熏灼"感；荆芥、防风是祛风的药物，祛风的同时又不辛燥。值得一提的是，菊花在该方中身兼两职，既能清肝热，也能疏散风热。本方之所以选择外用，主要是因为苦参这味药过苦，久服会伤脾胃，而且眼睛属外露器官，外用一样能使药力达到病所。

症状严重的患者可在外用的同时，配合短期口服。若一段时间后症状无法缓解，建议及时就医。此外，保持正确的姿势看书和电子屏幕、保证足够睡眠对护眼也非常重要。

穴位按压缓解眼疲劳

长时间面对电视、手机，易引起眼球充血、眼睛干涩等症状，穴位按压有助于缓解眼疲劳。

眼周有 6 个对抗眼疲劳的穴位，依次是睛明穴（位于鼻根目内眦交界处）、攒竹穴（眉头近眼窝凹陷处）、鱼腰穴（瞳孔直上方，眉毛中央处）、丝竹空穴（眉尾凹陷处）、太阳穴（鬓角凹陷处）、承泣穴（眼球中央下端眼窝凹陷处）。按压时，从睛明穴至丝竹空穴依次按压，每个穴位用食指按压 5 秒，重复 3 遍以上。

外用胖大海治疗红眼病

红眼病，中医病名为"天行赤眼"，是风火毒上攻于目所致。胖大海除了大家熟知的可用于治疗肺热声哑、咽喉疼痛、热结便秘以及用嗓过度等所致的声音嘶哑等症外，外用还能治疗红眼病。

具体方法：在红眼病初期可取淡黄棕色、个大、坚硬的胖大海 3~4 枚，用凉开水将其泡散备用。用 0.9% 的生理盐水冲洗患眼后，将泡散的胖大海完全覆盖患眼上下睑（每只患眼 1~2 枚），用纱布固定。每晚 1 次，3~4 日可缓解。外用胖大海治疗红眼病简单易行，但主要是治疗初期轻症红眼病，使用后没有好转甚至加重，要尽快就医。

春节过后巧护眼

春节期间，大家熬夜看电视，玩电脑，打牌，抢红包……睡眠不足和过度用眼会导致出现头痛、眼睛干涩、视物模糊等症状。那么有什么好的方法可以重新恢复水润的"明眸"呢？介绍两款简便美味的护眼粥供大家选择：

桑葚粥　干桑葚 15 克（鲜品 30 克），大米 60 克。将干桑葚用水浸泡 30 分钟，去柄，洗净。把大米放入清水中淘洗干净。锅置于火上，放入清水适量，然后放入桑葚、大米。先用大火烧开，再改为中、小火熬至大米开花，待粥汁黏稠时，加入白糖拌匀，片刻后离火，即可食用。每日1次。此粥具有滋阴养血、益气和中、明目润肠的功效。

枸杞粥　枸杞子30克，大米60克。先将大米煮成半熟，然后加入枸杞子，煮熟即可食用。此粥适用于经常头晕目涩、耳鸣遗精、腰膝酸软的人食用。

菊花蒸茄子清热明目

谁都希望有双明亮的眼睛，可是生活中很多不良因素会伤害到它。下面这个食疗偏方——菊花蒸茄子能清热明目，不妨一试：

取菊花10克、紫茄子1个，精盐、醋、麻油各适量。将菊花洗净后放入锅里，加适量水，煎煮至沸，去菊花留汤备用；将洗净的紫茄子（带皮）切成条状后，将其与菊花汤同放入碗中，隔水蒸熟，蒸15~20分钟；放入适量麻油、精盐、醋拌匀即成，有滋阴平肝、清热明目的功效。

眼球画圈缓解视疲劳

长时间阅读、看电脑及手机，仅用到局部眼球周围的肌肉，做眼球画圈动作可以让平时少用的眼部肌肉伸展开，有效缓解视疲劳。动作要领：取坐姿，手臂伸直在前方画大圈，在脖子不转动的同时，眼球跟随指尖转动，做 2~5 次后，再换左手画圈。

巧用花生和牛奶能治老花眼

上了年岁，很多老年人出现了老花眼，怎样能省钱、省力治老花眼呢？

牛奶 250 毫升，花生酱 15 克，白糖 20 克，精盐 1 克。将市售花生酱、白糖、精盐分别放入锅中，缓慢倒入牛奶，边倒边搅拌均匀，置于小火上加热，临近沸腾时离火即成。早餐时与早点同时服食，一次吃完。此方主治气血两虚型老花眼，症见视物模糊，视近更甚，面色萎黄，头晕心悸，少气懒言，神倦乏力，舌淡少苔，脉细无力。

鸡蛋菜卷防眼干

鸡蛋菜卷，可作为眼部不适的药膳偏方。具体做法：准备圆白菜100克、胡萝卜80克、香菇80克（洗净切丝）、豆芽60克（洗净备用）、枸杞15克；锅内倒油加热，先放入葱末炝锅，后放入白菜、胡萝卜、豆芽等快炒，再加少许盐，略炒后盛盘备用；鸡蛋3个打散，用平底锅煎成饼状，分割成适当大小后分别倒上炒好的蔬菜、枸杞，卷成长形，盛盘即可。

鸡蛋菜卷中含有多种护眼的食物，对眼疲劳、黑眼圈、眼干、眼涩、眼酸胀、视物模糊等眼部不适能起到很好的调理作用。鸡蛋中含有丰富的蛋白质，且蛋黄含有叶黄素和玉米黄素，能帮助眼睛过滤有害的紫外线，延缓眼睛的老化，预防视网膜黄斑变性和白内障等眼疾。枸杞具有滋补肝肾、益精明目的功效，俗称"明眼子"。

眨眼捏耳防老花

在阅读书报或看电脑时，觉得难以对焦，字体变模糊了；又或者把距离拉远看得更清楚？这可能就是老花眼了。专家提醒，日常小动作能帮助推迟老花眼的到来。

年轻的时候，眼睛晶状体柔软有弹性，调适能力佳，看近物时毫无问题。然而，随着年龄增长，眼睛晶状体会逐渐硬化，柔软度及弹性流失，看近物的调适能力也随之降低。

一般来说，40岁以上的人才会出现老花的症状，但如果平时对眼睛的保健掉以轻心，老花眼极可能会提早找上门。因此，保养眼睛要趁早。除了众所周知的一些好习惯，如读书要距离眼睛至少30厘米、光线要充足、看电视和电脑的时间不要太长外，还可以通过一些眼部运动延缓眼睛老花。

平时，要经常眨眼，利用一开一闭的眨眼方式及上下左右转动眼珠来锻炼眼部肌肉。在户外时，尽量不要让阳光直射眼睛。每天早晚以中指来回按摩眉毛20次，弯曲食指在内眼及外眼角之间来回横揉眼睛20遍，再用食指尖顺时针和逆时针各20遍按揉太阳穴，力度要适中。或者每天用拇指按摩耳根20次，并用拇指和食指捏住耳垂往下拉20次。

黄花菜脊骨汤防老花眼

黄花菜又名金针菜，《本草图说》认为黄花菜能"安五脏，补心志，明目"，可治火爆眼、红眼病等症，可推迟老年人老花眼的出现。

猪脊骨350克，干黄花菜一小把，食盐3克，姜5克，水适量。黄花菜提前用水泡发，掐去根部，洗净，备用。猪脊骨洗净，放入冷水锅中大火煮开后，继续煮5分钟，撇去浮沫，捞出，用温水冲洗干净。炖锅里放入足量的水，加入焯好的猪脊骨、姜片，大火煮开后，转小火，煮30分钟。放入泡发好的黄花菜，继续小火煮1个小时，调入盐即可。

按摩头皮可缓解老花眼

"看不清了，老了。"这是很多中老年人会遇到的问题，但通过早期坚持正确的锻炼和按摩，都可以很好地缓解老花眼。

每天早起或洗头以后，用左右手手指肚交替着从前往后梳头，用手指肚轻轻地按揉头皮，轻敲头部或用木梳轻轻拍打头部。找出自己觉得最舒适的角度和力度，坚持做 5 分钟以上，每天早起和睡前各 1 次。

为了更好地刺激眼部，应以头顶及下方为重点进行按摩。用拇指或食指点按，力量由弱到强，逐渐加大，明显感觉酸胀后，慢慢放松，配合匀速呼吸。

另外，老人在电视机前久坐，全身的血液循环会减弱，除了影响视力，对身体健康也不利。所以看电视时，可以有意识地用手或梳子梳头，促进血液循环，缓解头痛，减轻疲劳。揉搓头皮法不必局限于老年人，中年人或长期用眼的年轻人平时也可以进行锻炼，延缓眼部衰老。

饭后嚼芹菜防蛀牙

芹菜中丰富的膳食纤维能有效清除附着在牙齿上的食物残渣，减少患龋齿的几率；费劲咀嚼的动作能刺激唾液分泌，平衡口腔内的酸碱值，达到自然的抗菌效果，并能改善牙齿上的色素沉着。此外，芹菜中还含有丰富的矿物质磷和铁，能让牙齿更健康。

常按七穴不掉牙

按摩太溪、涌泉等肾经要穴可以起到补肾填精、强身固齿的作用。此外，迎香、承浆、颊车、下关、合谷等穴位也有护牙功效。

操作方法　1.用双手拇指或食指分别按揉面部迎香、承浆、颊车、下关穴以及双手虎口处合谷穴，每次约30秒，可促进循环；2.按揉足心涌泉穴、足内踝处太溪穴5~10分钟，每日1~2次，可补益肾精；3.四指并拢，用中等速度环绕唇部揉搓，以有温热感为准，可保护牙龈。另外，建议每天早晚各叩齿100次。

四种食疗方治牙疼

皮蛋腐竹咸瘦肉粥　皮蛋2个，水发腐竹60克，咸瘦猪肉100克，大米（或小米）适量煲粥，连吃2~3天。适宜虚火龋齿疼痛者食用。

蚝豉皮蛋盐渍瘦猪肉粥　蚝豉100克，皮蛋2个，盐渍瘦猪肉100克，大米适量煲粥吃。适宜阴虚牙齿肿痛、咽喉声嘶者食用。

绿豆鸡蛋糖水　绿豆 100 克，鸡蛋 1 个，冰糖适量。将绿豆捣碎，用水洗净，放锅里加水适量，煮至绿豆烂熟，把鸡蛋打入绿豆汤里，搅匀，稍凉后一次性服完，连服 2~3 天。适宜风热牙痛、口腔红肿热痛的风热牙痛者食用。

牛膝生地黑豆粥　牛膝 12 克，生地黄、熟地黄各 15 克，黑豆 60 克，粳米 100 克。将各物分别用水洗净，地黄切碎，加适量清水煮成粥，去牛膝、地黄的药渣，用少许盐调味随意食用。适宜体虚正气弱的老年患者食用。

药茶减轻牙龈肿胀

生地 12 克，丹皮 6 克，知母 6 克，菊花 6 克，麦冬 9 克，芦根 30 克，熬汤喝，每日 1 剂。

中医认为，牙龈出血多由胃热或阴虚引起。由胃热引起者，轻症无明显不适，牙龈轻度红肿，仅在刷牙时容易出血，色鲜红，量不多，宜煎服生地黄、连翘各 15 克，鲜茅根、鲜芦根、鲜荷叶各 30 克。胃热较重者，牙龈出血量多，牙龈红肿疼痛，伴有口苦且渴、大便干结、小便发黄等，治疗上可煎服生石膏、生地黄、连翘各 15 克，黄连、升麻、当归各 6 克，仙鹤草、鲜茅根各 30 克。

由阴虚引起者，一般表现为牙龈微微红肿，伴有心烦、手足心热、咽干舌燥、腰酸胀等，宜用滋阴泻火的中药，饮食上可考虑鸡蛋白莲饮、金银花蜂蜜茶等。

方子中包含菊花、芦根等多种清胃火或滋阴泻火的中药，对于缓解上火引起的牙龈肿痛确实有一定效果。但这些药物性寒而滞，脾虚湿滞、大便溏稀者不宜使用。

四鲜饮治牙龈出血

藕节有止血的功效，青萝卜和红萝卜可清火，仙人掌能消炎。此方主要的作用是清热止血，对因喝酒及过食温热、辛辣食物等引起的热性牙龈出血行之有效。

但要注意的是，患者若大便溏稀、舌苔泛白、舌质淡青，则属于寒性牙龈出血，并不适合使用此方。体质寒凉、脾胃虚寒及对仙人掌过敏的人也要慎用或禁用此方。

此外，再推荐两个既适用于热性牙龈出血又适用于寒性牙龈出血的偏方：一是单独吃藕节，将鲜藕节烹制成藕节汤食用即可；二是熬制藕节糯米山药粥，即用鲜藕节、山药、糯米这三种食材，煮粥即可。

牙痛停滴丸配合冰敷迅速止痛

牙痛是一种常见病、多发病，口腔不健康是造成牙痛的重要因素。据《第三次全国口腔健康流行性病学调查报告》显示，我国牙周健康者不足两成，有88.1%的中青年和98.4%的老年人患有龋齿。引起牙痛的原因是多方面的，并可引发多种炎症，甚至对心、脑、肾等脏器产生严重影响。因此，对牙痛病症不可忽视。

牙痛停滴丸是一种治疗牙痛的新剂型，这种滴丸的处方来源于明代著名中医张介宾《景岳全书》中的"三香散"，由丁香、荜茇、冰片三味药组成。此方中三种中药配伍，运用现代固体分散技术制成滴丸，能使有效成分通过黏膜上表面细胞的吸收，直接进入血液循环，迅速起到止痛消肿的作用，适用于风火牙痛、牙龈肿痛、牙周炎及冠周炎引起的牙痛。

用法 牙痛时取1~2粒，置于患处，每日3次。如患龋齿牙痛，可将药丸直接放入龋齿洞内。在用药的时候，可配合冷敷，用冰袋或冷毛巾敷于患处，每次冷敷5分钟，可迅速缓解疼痛症状。同时可用指尖按压合谷穴，左边牙痛按压右手合谷，右边牙痛按压左手合谷，可有效减轻疼痛。敷药后有口麻感，并口流唾液，这些反应属用药的正常现象，停药后自行消失。为加速止痛，在麻口感觉消失后，可再含服 1~2 次。

嚼核桃饮红茶缓解牙过敏

牙本质过敏是牙齿受到外界刺激，如温度（冷、热）、化学物质（酸、甜）以及机械作用（摩擦、咬硬物）等引起的酸痛症状，该症发作迅速，疼痛尖锐，时间短暂。

建议每天早、中、晚吃饭前咀嚼带皮的生核桃仁 5 分钟，持续 15 天。生核桃仁中含有大量的鞣酸，能渗透到牙本质小管内使牙本质小管中的蛋白质凝固，从而阻塞牙本质小管隔绝外界刺激，起到脱敏的作用。另外可适量饮红茶水。红茶含氟量高，而牙齿的主要成分羟磷灰石与氟接触后变成氟磷灰石，具有较强的抗酸能力，能减弱牙齿内神经纤维的传导性，起到脱敏作用。将红茶 50 克放入 1000 毫升水中，煎沸 10 分钟，放温后取汁含漱，然后咽下，每日 3 次。

口含芦荟可解牙疼

临床上容易引起牙疼的疾病有很多种，譬如说牙髓炎、根尖周炎、冠周炎等。此外，上火也可以引起牙疼。芦荟具有一定的消炎降火作用，针对上火引起的牙痛，口含芦荟会有一定的缓解作用。但是，对于根尖炎症、牙髓炎症引起的牙痛，这一方法作用就很小了。所以，患者最好还是先到口腔科查明病因。

要提醒大家的是，口含芦荟有风险。因芦荟的品种多达上百种，但可食用的只有 10 多种，一旦误食可能会出现恶心、呕吐、腹泻、腹痛，甚至血便等中毒症状，临床上已出现过这样的病例。过敏体质、体质虚弱者和儿童、青少年不宜用此偏方。

芦根汤去口臭

取芦根（干、鲜均可）50 克，煎汤 1 碗加冰糖适量内服，每天 1 次，早晨空腹服用，连服 1 周能治好口臭。

口臭就是口腔异味，经常困扰人们。引起口臭的原因很多，八成源于口腔疾病。此外，全身性疾病如肺脓肿、肺结核、支气管扩张、胃肠功能紊乱、胃肠道出血、糖尿病、尿毒症、中毒等，也会出现口臭。

芦根是一味常用中药，性寒、味甘，入肺、胃经，具有清热泻火、生津止渴、除烦、止呕、利尿的功效，常用于热病烦渴、肺热咳嗽、肺痈吐痰、胃热呕吐等症。芦根汤对于胃热型口臭具有一定效果。胃热患者主要表现为食欲好、大便干、口干、口渴、多汗等特点，舌质红，舌苔黄。因此，建议口臭患者先到口腔科就诊，根据病因进行治疗，效果欠佳者可以配合服用芦根汤。另外，口臭患者饮食上应遵循低脂、低糖、蛋白质定量的原则；少吃肉类，多吃果蔬；多食粗粮，少食精细食品。

冬季实火口臭口苦食马蹄

冬季气温寒冷，人们穿得多，活动得少，平时喜好进食牛羊、辣椒、姜蒜等温补辛辣的食物来御寒，进食过多之后造成体内积热不散，最终导致了阴阳失衡，出现喉干咽痛、两眼赤红、口臭、口苦、牙痛等内热症状，此时就是上实火了。

马蹄有清热解毒、凉血生津、利尿通便、化湿祛痰、消食除胀的作用，吃吃马蹄做的汤降降火是行之有效的降火方式。人体的实火以肝胆、胃肠实火为多见，主要症见目赤、口渴、口臭、口苦、口腔溃疡、咽喉红肿疼痛、流鼻血、牙龈肿痛、牙宣出血、烦躁易怒、大便秘结、小便短赤、舌红苔黄等。

马蹄 10 个，新鲜茅根 200 克，白萝卜 1 个，瘦猪肉 200 克，生姜 1 片，幼盐少许。将马蹄、白萝卜分别去蒂、去皮，切厚片，洗净，备用；新鲜茅根（可用干净水草捆绑成一扎一扎）、瘦猪肉、生姜刮皮分别洗净，备用；瓦煲内加入适量清水，先用猛火煲至水滚，然后放入以上全部材料，等水再滚起改用中火继续煲 3 小时，加幼盐调味，即可以饮用。注意身体虚弱、大便溏泻的人不宜饮用。

口腔溃疡的治疗

口腔溃疡是很多人都曾出现过的一种情况，虽说不是什么大病，但是疼痛却让很多人感到十分烦恼，吃饭也吃不好。以下几个中医有效小秘方可以帮助治疗口腔溃疡：

方一　吴茱萸粉末 12 克，用醋或茶水调成糊状，睡前敷足心（涌泉穴）处，次晨取下。每晚 1 次，连敷 3 天。

方二　石榴片烧成煅炭后研成粉末，加青黛共为细末外涂。

方三　按摩合谷穴。在古代的中医书籍上有按摩合谷穴位预防治疗口腔疾病的记载。中医针灸有"面口合谷收"的理论。合谷穴是手阳明大肠经上的重要穴位，由于大肠经从手走到头，所以头面上的症状比如头痛、口干、咽喉不适及五官的疾病都可以通过按摩合谷穴得到改善和调整。方法为把拇指和食指分开，在靠近食指部分的肌肉最高点就是合谷穴，用另一手的大拇指经常按摩该处能够有效预防口腔疾病的发生，保护口腔健康，同时对口腔溃疡的预防和治疗都有不错的效果。

巧吃黄瓜治溃疡

黄瓜汁的口感和营养俱佳，在夏天可以用来预防口腔疾病。如果吃腻了炒黄瓜和拌黄瓜，偶尔喝一杯黄瓜汁，自是别有一番风味，更能预防夏天里多发的口腔疾病。

把新鲜的黄瓜简单用糖腌一下，或者直接加冷开水在榨汁机中取汁直接饮用。

黄瓜汁可以在早晨喝一杯，能起到清爽肠胃的作用。因为黄瓜中含有大量维生素，可以缓解一定的发炎症状，对口腔溃疡能起到有效的治疗作用。

饮用黄瓜汁的时候，如果觉得稀释后的黄瓜汁口感有点苦涩的话，可以适量加一点蜂蜜来调味。

营养专家研究还发现，每天饮用一杯黄瓜汁能够起到防止头发脱落和指甲劈裂的作用，甚至还可以增强人的记忆力。

此外，黄瓜还具有利尿、强健心脏和血管、调节血压、预防心肌过度紧张和动脉粥样硬化的功效。实验中还发现，吃整个黄瓜的效果没有饮黄瓜汁效果好。

口腔溃疡的调护

口腔溃疡的形成原因非常复杂，与免疫力、遗传、内分泌、精神因素、营养、消化功能等因素有关，也可能是某种疾病的特定症状表现。要想治愈口腔溃疡，不单纯是"泻火"所能解决的，而应根据个人体质，采用针对性的饮食和治疗方案。

肥胖人群多为痰湿体质，宜多吃健脾利湿的食物，如山药、薏米、香菇、马齿苋、南瓜、扁豆、香椿、鸡毛菜。体型偏瘦者多虚火，常吃黑木耳、葡萄、桑葚、荸荠、空心菜、马兰头、茄子、荞麦、玉米、羊肉，可减少溃疡发作。

长期处于高压紧张状态的人群，郁久化火，火盛伤肌，黑芝麻、香菜、洋葱、龙眼肉、韭菜、菠菜、大蒜、番茄、豇豆、芥菜、萝卜、芹菜、香椿，可疏肝理气，达到抑制溃疡的作用。

口腔溃疡由局部创伤因素引起，如咬伤、高热食物烫伤，可以立即含漱冰块约 10 分钟。其后多含服酸奶，可以明显减轻溃疡疼痛。

反复发作者可以用如下的药物泡茶频饮：桔梗、黄芪、枸杞、黄精、首乌、柠檬、玫瑰花、陈皮、罗汉果，口气重者可以加马齿苋，关键是要注意劳逸结合、膳食均衡、定时大便、情志舒畅，这才是防治口腔溃疡的有效方法。

甜豆腐脑治口腔溃疡

口腔溃疡又称"口疮"，是发生在口腔黏膜上的表浅性溃疡。中医认为，口疮因心脾积热或阴虚火旺而致，所以治疗上多从清热去火入手。无论是豆腐脑，还是豆腐，都由黄豆磨碎、滤出，加少量熟石膏制成，经过了发酵、腐化的过程。腐胜焦，其性微凉，具有清热解毒、消炎止血的作用，因此用于口腔溃疡的治疗有一定道理。

口腔溃疡患者除了喝豆腐脑以外，还可以用淡盐水洗净患处后，敷鲜豆腐渣，每天换一次，消肿后在疮面撒些消炎粉。也可以将豆腐渣在砂锅内焙热，根据红肿处的大小，将焙热的豆腐渣做成饼状贴在患处，冷后即更换，患处很快会愈合。

口腔溃疡在很大程度上与个人体质有关。热性体质的人要避免诱发因素，如注意口腔卫生，避免损伤口腔黏膜，避免吃辣椒等辛辣食物和局部刺激。保证充足的睡眠时间，避免过度疲劳。注意生活规律和营养均衡，养成规律的排便习惯，防止便秘。

食疗治口腔溃疡

口腔溃疡是常见的口腔黏膜疾病，它虽然是小病，但是反复犯病也会让人痛苦不堪。中医认为，口腔溃疡多由心脾积热、阴虚火旺引起。现代医学认为，复发性口腔溃疡与免疫有着密切关系。口腔溃疡预防胜于治疗，下面介绍几款食疗方法：

蜂蜜疗法 将口腔洗漱干净，用消毒棉签将蜂蜜涂于溃疡面上，涂擦后暂不要饮食。15分钟左右可把蜂蜜连口水一起咽下，再继续涂擦，每天可重复涂擦数遍。

木耳疗法 取白木耳、黑木耳、山楂各10克，水煎，喝汤吃木耳，每日1~2次，可治口腔溃疡。

白菜根疗法 白菜根60克，蒜苗15克，大枣10个，水煎服，每日1~2次。

菜籽疗法 取白萝卜籽、芥菜籽各30克，葱白15克，放一起捣烂，贴于足心，每日1次。

苹果疗法 取1个苹果（梨也可以）削成片放至容器内，加入冷水（刚好淹没过要煮的苹果或梨）加热至沸，待其稍凉后含在口中片刻再食用，连用几天即可治愈。

核桃壳疗法 将30~50克核桃壳熬水2次，每天早晚各服1次。

长口疮可涂丁香液

丁香可以除口气，因此常被称为"天然中药口香糖"。此外，丁香液还可用来治疗口腔溃疡。取丁香9~15克打碎，放入杯中或小瓶中，用冷水浸过药面，约4小时后即可浸出棕色药液。取棉签蘸药液涂于溃疡表面，每日6~8次，对症治疗2~3日即可见效。

拍打大腿治口苦

口苦通常是由急性炎症引发的，比如肝、胆的炎症。炎症影响到胆汁正常的代谢，口中即感苦味。严重的口苦还常伴有头晕目眩、脸红眼赤、性急易怒、大便干结、脉象弦数等症状。

口苦和胆是脱离不了关系的。如果每天拍200~300下大腿外侧胆经，对理疗胆部的病症是非常有利的。拍打可使胆经的活动加速，大腿外侧堆积在胆经上的垃圾废物顺利排出，减少臀部和大腿外侧的脂肪。此外，胆经受到刺激，强迫胆汁分泌，提升了人体的吸收能力，可为人体造血系统提供所需的充足材料。

枸杞和酸蔬果治口干

平日里，很多老年人经常觉得口干，没有唾液或者唾液稀少，这是由于老年人口腔腺体萎缩、唾液分泌减少所致，嚼服枸杞对缓解口干有一定功效。此外，多吃酸味的新鲜蔬果，如山楂、杏、猕猴桃、草莓等，它们富含粗纤维，需经充分咀嚼方能下咽，而咀嚼的过程中可以有效刺激唾液腺分泌，但有胃病或胃酸分泌过多的老年人不宜采用此办法。

此外，口干的老人每日饮食应干稀结合，尽量多喝汤汤水水，注意不宜过咸，避免辛辣食物，否则会加重口干。

嘴唇干裂有妙招

气候干燥，刮风的天气也比较多，很多人都会觉得嘴唇发干，有些人嘴唇还容易出现脱皮、皲裂等现象，严重者甚至导致唇部肿胀、结血痂。中医认为，干燥的气候易伤肺津，招致阴虚，出现口干、咽干、唇裂、干咳等病症。脾开窍于口，其华在唇，意思是脾主肌肉，唇为肌肉组织，口唇的色泽与脾的运化有密切联系。因此，健脾是防止嘴唇干裂的关键。

中医认为，山药能益肾气，健脾胃，化痰涎，能补五劳七伤、镇心神、安灵魂、补心气等。山药既可切片煎汁当茶饮，又可切细煮粥喝，还对虚性咳嗽及肺痨发烧患者都有很好的治疗效果。

此外，预防嘴唇干裂还有一些小窍门，比如说睡前在嘴唇涂抹蜂蜜或橄榄油就是一个不错的方法。每天晚上临睡之前，拿化妆棉蘸一些蜂蜜涂在嘴唇上，然后用手指轻轻按摩，或在睡前将橄榄油涂在嘴唇上，时间控制在 20 分钟左右，让嘴唇充分滋润，然后擦净。这样一来，依靠蜂蜜或橄榄油的滋润、保湿等作用，可以很好地预防嘴唇干裂。

掐掐后脖颈治疗鼻塞

感冒后最令人烦恼的症状之一便是鼻塞，只能张口呼吸，躺着睡觉时令人辗转反侧。一种简单方便的自我疗法——提捏揪痧后脖颈，效果不错。

两手拇指伸直，四指并拢伸直，一上一下放在后脖颈处，用手指指腹以一定的力度由两侧风池穴（后头骨下，两条大筋外缘的凹陷中，基本与耳垂齐平）向下提捏两条大筋，到大椎穴（低头，颈椎最高骨下），重复10次，以局部皮肤温热、轻度疼痛为宜。然后，将中指和食指弯曲如钩，蘸冷水后，用食、中两指的第二指节侧面，由上到下夹揪皮肤，发出"嗒、嗒"的响声。

夹揪时要注意随夹随拧，继而马上松手。一般以局部夹揪20次左右，皮肤出现紫红色印痕为度。由于夹揪作用对皮肤有较强的牵引力，局部毛细血管破裂，造成瘀血，也被称为"出痧"。揪红出痧后，即可感到鼻部畅通、头目清爽。

从经络看，后颈部主要有足太阳膀胱经脉，是人体抵御外邪的篱笆，感冒即是这个篱笆失去防卫功能的结果。揪痧则是利用外力的夹、压、挤，将皮下毛细血管夹破，使血液渗到组织间，造成局部瘀血，刺激经脉，达到治病防病的目的。

但需注意，有心脏病、血友病或有出血倾向的人，不宜揪痧。如需再次揪痧，要等上次的紫红色印痕消失才能操作。

感冒鼻塞不通的治疗

鼻塞是风寒感冒的常见症状，一到寒冷季节容易受风着凉引起，所以对这种类型的鼻塞应重在散除身体寒气。生姜性温，恰是风寒"杀手"，有发热、祛风、散寒的功效，不仅可缓解鼻塞不适，还对风寒束表、肺气失宣所致的流清涕、打喷嚏、声重等症状，有明显效果。具体方法是：准备150克生姜，去皮捣烂，取500毫升水，用砂锅煮成一小碗，加点白糖，在睡觉前服用。

除了喝姜汤，以姜水泡脚也可以起到同样效果。因为热水泡脚本身可以促进身体血液循环，增强人体免疫力，而生姜能使血管扩张，加速身体血液循环，促进毛孔张开。

需要提醒大家的是，风热感冒也有鼻塞症状，但却不适合用上述偏方。风热感冒临床表现为发热，轻度恶寒，鼻子、咽喉发干，多见于春季。对于风热感冒，治疗时当以疏风清热、肃肺化痰为主。杞菊绿豆汤治疗风热感冒效果就很好。具体方法为：准备枸杞子50克、菊花15克、绿豆30克。将绿豆先用清水浸泡30分钟，然后倒入锅中煮，大火煮沸后改用小火煲。等到绿豆熟烂时，加入洗净的枸杞子和菊花，再煮 10 分钟即可饮用。绿豆、菊花清火，枸杞子可补肝肾，提高人体免疫力。

六个方法缓解鼻塞

冬天来临，很多人因寒冷、过敏等原因，开始鼻塞、鼻涕增多。缓解鼻塞，可以试试以下几种方法：

热压　在脸上敷一块热毛巾，手指按压鼻部位置，可以缓解鼻窦充血。

使用加湿器　微量的湿气能缓解鼻部不适，室内空气中的湿度控制在 40% 最合适。需要提醒的是，加湿器要定期清洗，避免细菌滋生。

热蒸桉叶油　在煮沸的热水中，滴几滴桉叶油，然后把鼻子靠近容器，呼吸这种混合了桉叶油的蒸汽，也能有效缓解鼻塞。

用生理盐水滴鼻　可缓解鼻子的炎症反应，减轻鼻塞，而且生理盐水不含药物，妊娠期女性也能用。

冲洗鼻腔　目前市场上有各种洗鼻装置，能冲刷鼻窦，缓解鼻塞。

服用抗过敏药 过敏性鼻炎患者遵医嘱服用抗过敏药，也能缓解鼻塞。这类药物会引起嗜睡，要避免驾车。

五招帮鼻子通通气

热水泡脚 睡前用热水泡脚，至少泡 20 分钟，以身体微微出汗为宜。

侧卧按摩鼻翼 左侧鼻塞向右卧，右侧鼻塞向左卧，然后双手握拳，用大拇指背侧节面，从鼻旁两侧上下来回擦 36 次，局部至微热为度。

热敷鼻子 用热毛巾敷鼻子，可暂时缓解鼻塞。此外，按压迎香穴可促进鼻部血液循环，从而达到通利鼻窍之效。

双手擦面 首先擦热手掌，然后沿着鼻旁两侧向头顶际来回摩擦，重复做 36 次。

按住眉心 用舌头抵住上颚按住眉心，用舌头抵住上颚。这么做的理由是，通过犁骨的运动，可以缓解充血。

蝉蜕粥能治鼻炎

春季是过敏性鼻炎的高发季节。《本草纲目》等医书上记载，蝉蜕有利咽透疹、熄风解痉等功效。现代医学也发现，蝉蜕有止痒消肿、平喘、抗过敏等作用，可用于治疗过敏性鼻炎。将15克蝉蜕洗净，在锅里焙干，研为细末，加入粳米100克，熬粥服用。

内服外熏治鼻炎

取黄芪20克、防风15克、辛夷10克、苍耳子10克、蒲公英15克、二花15克、甘草5克，用此七味药煎水服用；药渣不要丢掉，用纱布包裹好后再煎1次，留有50~100毫升药液，倒入雾化器内，对着鼻子熏，每天早上5分钟，睡前10分钟，连续熏3日即可。

此方中，黄芪可补气升阳，益卫固表，利水退肿；防风能祛风解表，胜湿，止痛；苍耳子可通鼻窍，祛风湿，止痛；辛夷可散风寒，通鼻窍；二花即金银花，性寒，味甘，可清热解毒；蒲公英可清热解毒，利湿；甘草，性平，味甘，可补脾益气，润肺止咳，缓急止痛，缓和药性。

全方有益卫固表以治本、祛风通窍畅经络、清热排脓祛其标的效果。此外，用药液外用熏鼻既能宣通鼻窍，使药物有效成分直达病灶，又能使药物合理再利用。

葱白治鼻炎

葱自古就被中医认为是一剂良药。中医认为，葱（白）性温味辛，有散瘀止血、通窍、解毒等功效。葱汁气味辛香，善通鼻窍，又能散瘀血，有助于组织清除已损坏细胞，促进创面修复。现代研究也发现，葱中所含的挥发性辣素有杀菌、镇痛、止血的作用，对鼻腔病菌有杀灭作用。葱汁治鼻炎无毒副作用，又经济实惠，不妨一试。

方法　将大葱适量去皮洗净后捣烂，取大葱汁，每日用棉棒蘸少量塞于鼻孔内，保持数分钟；失去刺激性后再换新棉棒；每次如此 30 分钟，每天 3 次。

提醒　由于起作用的葱辣素特别容易挥发，不宜久放，因此每次现捣汁现用效果最好。在治疗时，可以配合用手指在鼻部两侧自上而下反复揉捏鼻部，有助于促进血液循环，增进疗效。另外，治疗前用盐水洗鼻可以有效地清洁鼻腔，调节鼻腔的湿润度。

鼻腔干燥出血揪印堂穴

鼻腔内干燥、鼻塞，甚至鼻出血，是因为鼻腔内黏膜较薄，特别容易干燥，而黏膜中分布着丰富的毛细血管，在干燥的环境下会发生脆变，导致破裂出血。专家建议揪额头穴位，这样不仅可以有效改善鼻部干燥，使鼻腔内的黏液分泌增加，保持鼻腔湿润，还可预防鼻炎、感冒等疾病。

找到位于额头两眉头中间的印堂穴，用拇指和食指轻轻地揪印堂穴，并轻柔揉动，以局部感觉发麻、发胀为宜。一般揪揉2分钟左右。此外，建议多吃柑橘类水果，因为酸味很强的柑橘类水果与蜂蜜一起食用，对治疗鼻子干燥十分有效。紧急情况下也可以通过用棉签蘸生理盐水擦洗一下鼻腔来缓解。

西瓜霜喷剂喷走鼻疮

鼻前庭炎，俗称"鼻疮"，是一种比较常见的疾病，以鼻孔附近皮肤红肿疼痛，或发痒、糜烂、结痂为主要表现。中医认为，本病多因风热入侵，引起肺胃积热上攻鼻窍，内通血络，外灼肌膜所致。临床采用西瓜霜喷剂治疗鼻前庭炎，疗效不错。

西瓜霜喷剂由西瓜霜、硼砂、黄连、黄芩、黄柏、冰片等多种成分组成，具有清热泻火、消肿止痛、燥湿收敛、祛腐生肌、拔毒排脓等功效。现代药理研究表明，西瓜霜喷剂有较好的抗菌、抗炎、消肿、止痛等作用，故能快速封闭破损的毛细血管，促进糜烂修复，起到标本兼治的功效。

方法：先用 3% 的双氧水和碘伏彻底清洗患侧鼻腔，再将西瓜霜喷剂喷入鼻黏膜，每日 2 次，7 天为 1 个疗程。一般 1 个疗程即可治愈，且不易复发。用药期间忌食辛辣刺激性食物，注意不要用力擤鼻涕。

鼻窦炎外治法

塞鼻法　大蒜适量，去皮绞成汁，加入少许米醋，晚上临睡前用盐水洗净鼻腔，再用脱脂棉球蘸汁塞入鼻腔，左右鼻孔交替塞，每天 1 次，7 天便可收到明显效果。

吹鼻法　取冰片、细辛各 3 克，丝瓜络 24 克，共研细末，装瓶备用。使用时先将鼻涕去除，或事先行体位引流，再取药末适量，以纸筒纳药末吹鼻，每日 2 次，连续 2 月。吹鼻法要屏住呼吸，以免吸入药末引发呛咳，或喷嚏时将药物呼出。

洗鼻法　苍耳子15克，择净，加入清水100毫升，煮沸，先熏蒸双鼻孔，待药物温度适宜时，以消毒棉签蘸药液擦鼻腔，每日2次，2日1剂，连续1~2月。

烟熏法　取辛夷花、杭白芷各10克，薄荷、细辛、杭菊花各5克，择净，捣成碎绒，制成卷烟抽吸，每日数次。此法简便，易于坚持，尤其适用于喜欢吸烟者。

熏蒸法　取苍耳子、辛夷花、白芷、细辛、鹅不食草、薄荷、金银花各10克，水煎液趁热熏蒸双鼻孔，每日2次，每次10~30分钟，连续2月。

热熨法　辛夷花、杭白芷、薄荷、细辛、杭菊花、苍耳子、生姜、葱白各适量，水煎取汁，并以纱布蘸药液，选取印堂、阳白、迎香等穴位局部热敷，或直接在颜面部热敷，每日2次，每次10~30分钟，2日1剂，连续10~15剂。

香油缓解干燥性鼻炎

首先用棉签蘸淡盐水清洗鼻孔1~2次，再换一个棉签蘸食用香油（芝麻油）涂抹鼻孔，早晚各1次。

中医认为香油外用有润燥、解毒、止痛、消肿等功效，所以对于干燥性鼻炎有一定的辅助治疗功效。

当人体抵抗力下降时，鼻黏膜调节功能差，防御功能低下，病毒便会乘虚入侵导致发病。因此，增强体质可以有效预防鼻炎。患者平时应多晨跑、打球等，还可以尝试冷水浴或冷水洗脸。

鼻炎喝点桔梗元参汤

春暖花开之际是一年之中过敏性鼻炎最高发的时期，不少人抱怨不停地打喷嚏、流鼻涕，此时便可以试试桔梗元参汤，可以治疗鼻涕多的鼻炎。

桔梗9克，元参9克，杏仁9克，橘皮9克，半夏9克，茯苓9克，甘草6克，生姜9克，加水共煮汤。这个方子基本属于食疗范围，里面多半的药都是食物。

桔梗能开肺气，解毒排脓；元参润燥解毒；杏仁降肺气；橘皮清理肺气，化痰降逆；半夏和胃降逆；茯苓去除水湿，助脾气之升；甘草是补脾胃的；生姜是散寒的。

冷水洗脸治慢性鼻炎

慢性鼻炎，包括过敏性鼻炎、副鼻窦炎等。慢性鼻炎患者不妨试试冷水洗脸。具体做法如下：

站立，背向前弯曲，面朝装有适量冷水的面盆或水龙头，将毛巾置于冷水中浸泡片刻，取出后拧至六七成干，快速按贴在以鼻部为中心的整个面部，至未有寒冷感觉时止；或者屏住呼吸，将鼻面部直接浸泡在冷水中，至需要呼吸时离开水面；或将双手紧捧着冷水直接浸泡鼻面部，至需要呼吸时松开双手。每次反复 3~5 次，晚上睡前和早上起床后各 1 次，长期坚持对改善慢性鼻炎临床症状、防止复发有较好效果。

鼻炎要用湿热毛巾敷

对抗鼻炎发作选择用盐水清洗的患者不在少数，但是真正起到作用的是少之又少。其实对于鼻炎患者的防护，主要是保温和保湿，减少冷空气和污染物的直接刺激。能够达到这个目的最好方法就是早晚用湿热毛巾敷鼻子。用毛巾热敷的方式既可以为鼻腔加温，也可以加湿鼻腔黏膜，而且还可以进一步促进鼻腔内污物的排出，保持鼻腔内的清洁，非常适合鼻炎发作早期的预防和保护。

湿热毛巾热敷的方式主要适用于单纯性鼻炎。如果是下鼻甲肥大所致的鼻炎，用热敷不但没有作用，反而容易引起鼻甲进一步肿大。

秋天鼻出血喝藕节芦根饮

秋天气候干燥，特别是北方地区，很多人会出现鼻子干燥、口唇干燥、口渴、大便干、干咳等症状，甚至有人每逢秋季即流鼻血。以下为大家推荐一个治疗秋季鼻干出血的偏方——藕节芦根饮：

藕节、芦根等量，一起切碎，煎一碗水一次性喝下，每天2次，连用5天。

中医认为，秋季干燥，易伤人体津液。体质本为阴虚之人，因季节变更，秋燥进一步损伤其津液，导致阴虚火旺，火炎上攻鼻腔，更容易在秋季发生鼻出血。

藕节性平，味甘涩，临床中认为藕节擅长止血，兼有散瘀的功效，有止血不留瘀的特点，对于失血而有留瘀的鼻出血、吐血、咯血、尿血、便血及崩漏均有良效。方中芦根味甘性寒，可清热生津，除烦止呕，对于肺热所致的咳嗽、肺痈及胃热呕吐等症，有非常好的效果。秋季容易鼻出血的人，多见阴虚火旺，因此清热生津是鼻出血的重要治疗方法，芦根无疑为理想选择。

此外，还可取干净藕节置锅内炒至黑色，研成粉末后喷入鼻腔，均可增强疗效。

芥末拌香油止鼻血

50克芥末与香油搅匀后分3份，揉成团，取一团放碗里，用米醋泡开，每天吃1次，3天即可痊愈。

这个方子里的香油和米醋都有一定的止血效果。有验方表明，用棉签蘸香油塞在鼻孔内可止鼻血。香油即芝麻油，富含维生素E、亚油酸、油酸、亚麻酸等不饱和脂肪酸，能保护血管。香油还是一种促凝血物质，对血小板减少性紫癜和出血性疾病有一定的治疗效果。米醋有收敛止血的作用，可以治疗吐血、鼻血。芥末由芥菜种子研磨而成，除调味外，还有温中散寒、通利五脏、利膈开胃的作用，且有减少血黏度、促进血液循环的作用。单纯止血常会出现瘀血，所以在止血的同时，加入少量活血药，实现"血不留瘀"，这个方子里的芥末就起这个作用。香油、米醋与芥末搭配在一起，能滋润鼻腔，修复鼻腔血管，从而从根本上止住鼻血。

需要注意的是，芥末有强烈刺激性，有些人初服易反胃，孕妇忌食；菌痢、急性胃肠炎忌多食香油；胃酸过多、有胃炎或消化道溃疡的人慎用此方。

肉苁蓉治老年性耳聋

老年性耳聋是衰老在听觉功能上的表现。中医认为，肾开窍于耳。人的肾精充足，则听力正常；肾精不足，则听力下降。老年耳聋的实质是肾虚，当肾之精气虚衰，精亏髓空，耳失濡养，则可能出现耳聋。

肉苁蓉是名贵的补肾中药，主产于内蒙古、宁夏、新疆等地，素有"沙漠人参"之誉。肉苁蓉味甘、咸，性温，有补肾阳、益精血、润肠通便等功效，常用于治疗肾虚阳痿、遗精、早泄、腰膝冷痛、筋骨痿弱、肠燥便秘等症。研究表明，肉苁蓉中富含生物碱、氨基酸、微量元素、维生素等成分，具有增强免疫功能、降压、抗动脉粥样硬化、延缓衰老等多种功能。羊肾为山羊或绵羊的肾，性温，能补肾气，益精髓，食疗可治肾虚劳损、腰脊酸痛、足膝软弱、耳聋、阳痿、尿频等。有研究认为，老年耳聋与体内缺锌有关，而羊肾含锌丰富，还含蛋白质、铁、磷、硒等营养元素。肉苁蓉、羊肾均为补肾佳品，合用能使补肾益精功效倍增。

老人适当选用本食疗方，对防治肾阳虚引起的耳鸣、耳聋、腰膝酸软、夜尿频等症，能起到一定效果。不过，老年性耳聋多属自然衰老现象，患者也不宜对此方的疗效寄予过高的期望。

食疗方治耳聋

羊骨粟米粥　羊骨适量，粟米 100 克，陈皮 5 克，生姜 3 片。共煮粥，盐调味服食。

狗肉煲黑豆　狗肉 500 克，黑豆 60 克。共煲极烂，调味分服。

羊肾杜仲汤　羊肾 1 枚，杜仲 12 克，补骨脂 12 克。羊肾洗净切块，杜仲、补骨脂用纱布包好，加水共煮熟，食肉饮汤。

黄酒炖乌鸡　雄乌鸡 1 只，黄酒 1 千克。将鸡宰杀去内脏洗净，放锅内，加入黄酒，煮开后用文火炖至肉烂，用盐调味，食肉饮汤。

猪肉山萸汤　瘦猪肉 100 克，山萸肉、补骨脂、知母各 10 克，龟板 20 克。将药物先煎去渣，加猪肉煮熟，吃肉饮汤。

羊肉苁蓉粥　精羊肉 100 克，肉苁蓉 20 克，大米 60 克。将肉苁蓉加水煎汁去渣后，入羊肉、大米煮粥，熟后加调料服食。

缓解耳鸣五妙招

60 岁以上的人中近六成患有不同程度的耳鸣，严重影响着老年人的身心健康及生活质量。老年人不妨试试以下 5 个方法，可减轻耳鸣的不良影响：

按摩鼓膜　用两手掌同时按住双耳，然后迅速拿开，反复做几次，可以促进耳部血液循环，有助于缓解耳鸣。

揉搓耳朵　轻轻按摩揉搓耳郭及耳垂，或用两手掌按住耳部，手指置于脑后，四指敲打后脑勺，能够刺激神经末梢，促进血液、淋巴循环和组织代谢，调节人体脏腑功能，对缓解耳鸣有一定效果。

张嘴法　将嘴最大限度地张开，向外呼出一口气，然后用力吸一口气再闭上嘴，张张合合，连续多次，可以保持咽鼓管的通畅，使耳朵内外的压力保持平衡，对于防治耳鸣有很好的效果。

鼓气法　闭嘴，用拇指、食指捏住鼻孔，用力鼓气，直到感觉双耳轰轰有声为止，可以改善中耳内外气压，对缓解耳鸣有好处。

掩蔽法　可以听些舒缓的音乐，分散注意力，有助于入睡，还可以到专业机构验配助听器或专用耳鸣掩蔽器，用柔和的声音遮蔽耳鸣。

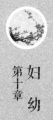

第十章　妇幼

补血美容四物汤

说起女性美容养生，方法可谓是五花八门，其实最简单的方法就是服用中医经典方剂——四物汤。

很多人都知道四物汤，也知道补血调经是四物汤的主要功效，可对于它的具体药物却不是很清楚。其实四物汤的药物很简单，只有熟地、当归、白芍、川芎四味药。熟地补血滋阴，可有效改善女性脸色苍白、头晕目眩、月经不调等症状，能增强当归的补血、活血疗效；白芍能养血柔肝；川芎是妇科主药，能影响内分泌，减轻乳房胀痛，心情焦虑、沮丧等经前症状。四药合用，既可活血调经，又可补血美容，还对中年妇女失眠、阴虚火旺等更年期症状有显著疗效。

四物汤中药，加水煎煮服用即可，如果觉得药味太重，可在汤药中放入一些红枣、枸杞、冰糖，月经后连续喝1周，每天2次，有助于通畅气血，不仅可预防冬季手脚冰冷，还可使脸色红润、肌肤光滑，是女性美容养生的好方法。

黄芪炖肉益气养颜

许多人都知道药食结合有利于冬季防寒，黄芪就是一味不错的食补中药。炖肉的时候加上一点黄芪，能起到益气养颜的效果。

黄芪擅长补气，且有"补而不腻"的特点，适当服用能温补气血，健脾升阳，有助于增强体质，适合体质虚弱、容易感冒、畏寒怕冷的人群。它还是一味"百搭款"补品，与各种肉类都能搭配。用黄芪炖肉可以补气血，女性服这种汤最好，既可以美容，也可以增强抵抗力。黄芪瘦肉汤可暖中祛寒，提高抗寒能力；黄芪炖牛肉可益气补肺，养心安神；黄芪炖鸡汤适合脾胃气虚、肺气虚弱的人，对产后体虚、面色萎黄、易出虚汗等症效果良好。根据个人情况，烹饪时还可以再添点其他配料，比如气血两虚的人可以加上几颗红枣，希望养肝、润肺的人可加少许枸杞，而脾胃虚弱、体倦乏力的人则可加上适量茯苓。但有明显阴虚、郁热证表现，如手足心热、两胁胀闷、大便秘结等症状的人不适合食用。

更年期女性养血法

中医认为，更年期综合征是绝经前后肾气渐衰，冲任二脉趋弱，天癸渐枯竭，因而导致阴阳失衡、脏腑气血不协调。总的来说，与"肾"及"血"有密切关系，所以可从调节肾之阴阳及脏腑气血入手。可选择以下养血法：

睡养　保证有充足的睡眠及充沛的精力和体力，并做到起居有时、劳逸结合。要学会科学生活，养成现代、科学、健康的生活方式，不熬夜，不偏食等。

动养　要经常参加体育锻炼，特别是生育过的女性，更要经常参加一些力所能及的体育锻炼和户外活动，每天至少半小时。如健美操、跑步、散步、打球、游泳、跳舞等，可增强体力和造血功能。

食养　女性日常应适当多吃些富含"造血原料"的优质蛋白质、必需的微量元素（铁、铜等）、叶酸和维生素 B_{12} 等营养物质，如动物肝脏、肾脏、鱼、虾、蛋类、豆制品、黑木耳、黑芝麻、红枣、花生以及新鲜的蔬菜、水果等。

药养　贫血者应进补养血药膳。可用党参15克、红枣15枚，煎汤代茶饮；也可用麦芽糖60克、红枣20枚，加水适量煮熟食用；还可用首乌 20 克、枸杞 20 克、粳米 60 克、红枣 15 枚、红糖适量煮成仙人粥食用，有补血养血的功效；贫血严重者可加服硫酸亚铁片等。

花椒水外洗治阴部瘙痒

这个方子的确对外阴瘙痒有一定效果，其中主要起作用的是花椒。花椒味辛，性热，有燥湿、杀虫、止痒的功效，外用对慢性湿疹、皮肤瘙痒有效果。此方适合皮肤偏厚偏暗红、没有破溃的患者，对于急性期皮疹，特别是有破溃的患者不适用。使用的时候，水温应降到36~38℃，不要烫洗，否则会加重病情。另外，如果患者出现白带过多且有异味等症状，提示有阴道感染，应及时就医，以免耽误病情。这类患者千万不能滥用激素类药膏，因为外阴对激素最容易吸收，病情会不断反复和加重。

白扁豆善治妇科病

扁豆属于豆科扁豆属植物，广泛分布于全国各地。扁豆分为白色和红色两种，其中，白扁豆和扁豆花均可入药。秋冬两季采收白扁豆的成熟果实，晒干后取出种子，生用或者炒后入药。

中医认为，白扁豆味甘，性微温，归脾、胃经，具有健脾化湿、和中消暑的作用，临床上经常用来治疗食欲不振、大便溏泻、暑湿吐泻、胸闷腹胀等脾胃虚弱症。炒后的白扁豆多用于治疗脾虚泄泻、白带过多。临床上，用炒白扁豆可以治疗妇女带下病（即白带异常），取其健脾化湿的作用，效果很好。李时珍认为："硬壳白扁豆，其子充实，白而微黄，其气腥香，其性温平，得乎中和，脾之谷地。入太阳气分，通利三焦，能化清降浊，故专治中宫病。"白带过多的女性不妨常用白扁豆熬粥服用。

茶和橙汁降低卵巢癌风险

一项长达 30 年的研究显示，喝茶和橙汁可使女性患卵巢癌的风险降低 1/3 以上。

研究人员对年龄为 25~55 岁的女性进行调查后发现，经常摄取富含抗氧化剂"类黄酮"的茶叶、红酒、苹果和柑橘类水果等，有助于降低患卵巢癌的几率。

研究还发现，经常喝茶可使患卵巢癌的几率降低 1/3，而大量喝橙汁则可使患卵巢癌的几率降低 21%。此外，类黄酮还能改善血管功能，预防发炎。

类黄酮化合物的主要来源包括茶叶、柑橘类水果和果汁，很容易从食物中获取，这说明只要进行饮食的简单改变，就能降低患卵巢癌的风险。

研究人员指出，尽管卵巢癌的病因较为复杂，但女性只要保持健康的生活方式，比如像良好的饮食习惯，并进行有规律运动，就有助于降低患卵巢癌的风险。

五个习惯防乳癌

乳腺癌威胁着越来越多女性的健康，专家表示，以下方法可帮助广大女性明显降低乳腺癌危险：

好睡眠　每晚睡眠不足 6 小时的绝经妇女患乳腺癌的危险是睡眠时间充足妇女的两倍。每晚 7~8 小时的睡眠可保持正常身体节律，有利于降低癌症危险。

减体重　肥胖会导致乳腺癌复发危险增加 30%，死亡危险增加 50%。脂肪组织会提高女性体内雌激素水平，进而增加乳腺癌危险。脂肪还会提高刺激肿瘤生长的胰岛素水平。

吃菜花　吃菜花、卷心菜、西兰花等蔬菜较多的女性乳腺癌发病率及复发率可分别降低 62% 和 35%。这类蔬菜中的维生素 C、类胡萝卜素及多酚能起到关键的抗癌作用。

少喝酒　每天两杯酒会导致乳腺癌危险增加 21%，常喝酒还会导致复发率增加 19%。饮酒会提高绝经妇女雌激素水平，增加乳腺癌风险。

勤活动　每周散步、种菜、种花、干家务等活动10~19 小时，乳腺癌危险可降低 30%。

吃淡水鱼防乳腺癌

研究显示，每月吃 500 克青鱼，乳腺癌风险降低46%；每月吃 1 千克鲢鱼，乳腺癌风险降低 81%；而每月吃 1 千克鲫鱼，乳腺癌风险却增加 5 倍以上。淡水鱼是好东西，不过要有所选择。

喝豆浆可防乳腺癌

网上有消息称，女性常年喝豆浆会导致乳腺癌。因为豆制品中含有大量植物雌激素，未能被吸收的植物雌激素会在人体内积聚，造成人体内雌激素偏高，提高乳腺癌患病几率。其实，这个说法并没有科学根据。

大量研究都证实，适量吃豆制品可以预防乳腺癌。

流行病学研究显示，亚洲人因摄入大量的大豆及大豆制品，因而乳腺癌和前列腺癌的发病率和死亡率均低于西方人。许多研究都表明，食用大豆制品不仅不会增加乳腺癌的风险，反而可以降低乳腺癌患病率。

四种营养剂防乳腺癌

预防乳腺癌，除了多吃果蔬等健康食品、积极锻炼和避开污染之外，控制炎症也很关键。研究人员总结了"四大最强抗乳癌补剂"：

姜黄素　具有很强的抗炎性，可阻止癌细胞形成，杀死现有癌细胞，并防止其转移。常见调味品姜黄根粉的姜黄素含量为 5%，而姜黄素补剂中含量更高，抗癌效果更好。

石榴籽油　一项细胞研究发现，石榴籽油中的石榴酸具有显著抗癌作用，对乳腺癌细胞扩散（增生）的抑制效果非常好。

葡萄籽提取物　葡萄籽富含低聚原花青素，该物质具有强抗氧化活性和抗癌功效。多项细胞研究发现，它富含芳香酶抑制剂，可阻止酶将雄激素转化为雌激素，而雌激素过量会增加乳腺癌风险。另外，它还有助于抑制三阴性乳腺癌细胞的扩散及转移。

维生素D 研究表明，超过75%的乳腺癌幸存者缺乏维生素D，而高水平的维生素D可进入乳腺癌细胞，促使癌细胞凋亡，使乳腺癌风险降低50%。因此，除了每天晒太阳15~30分钟之外，可在医生指导下适当补充维生素D。

治疗乳腺增生的中药特殊疗法

乳腺增生是女性多发病，是乳腺组织的良性增生性疾病，不是炎症，也不是肿瘤，中医称"乳癖"。从中医角度看，它是由于肝气郁结、气滞血瘀、冲任失调所致，治疗以理气止痛、活血化瘀、软坚散结为原则，需要医生根据患者情况辨证用药。

对于乳腺增生，除辨证用药外，还有一些中医的特殊疗法，可根据患者情况选用。

中药胸罩 将治疗乳腺增生的中药，如柴胡、当归加工成细末，分装于半圆形纱布药袋内，选择与患者胸围合适的胸罩，将药袋插入与病变部位相应的夹层内。

佩戴胸罩时，务必使药袋紧贴乳房患处。每次月经前15天开始用药，7~10天换1次药袋，经期停用，1~3个月经周期为1个疗程。

中药外敷　将消肿散结的中药，如南星、玄明粉加工成粉末，加上一定比例的蜂蜜与醋，均匀涂抹于纱布敷料上，贴于患处。

脐疗　将止痛的中药，如麝香、冰片散剂用医用胶布密封，紧贴脐上，即神阙穴，能帮助疏通经络、活血化瘀、理气止痛。

远离乳腺增生，要保持心情舒畅、情绪乐观；生活规律，劳逸结合，平衡内分泌；饮食要"低脂高纤"，经常运动，防止肥胖。

治疗乳腺增生的食疗方

海带鳖甲猪肉汤　海带65克，鳖甲65克，猪瘦肉65克，共煮汤，汤成后加入适量盐、麻油调味即可。每日分2次温服，并吃海带。

肉苁蓉归芍蜜饮　将肉苁蓉15克、当归10克、赤芍10克、柴胡5克、金橘叶10克、半夏10克分别拣去杂质，洗净，晾干或切碎，同放入砂锅，加适量水，浸泡片刻，煎煮30分钟，用洁净纱布过滤，取汁放入容器，待其温热时，加入蜂蜜30毫升，拌和均匀即成。上、下午分服。

香附路路通蜜饮　将香附20克、路路通30克、郁金10克、金橘叶15克洗净，入锅，加适量水，煎煮30分钟，去渣取汁，待药汁转温后调入蜂蜜30毫升，搅匀即成。上、下午分服。

枸橘李粉方　将枸橘李100克晒干或烘干，研成细粉，装瓶备用。每日2次，每次取枸橘李干粉5克，用适量黄酒加温开水送服。

橘饼饮　将金橘饼50克洗净，沥水后切碎，放入砂锅，加适量水，用中火煎煮15分钟即成。早、晚分服，饮用煎汁的同时，嚼食金橘饼。

金橘叶茶　将金橘叶30克洗净，晾干后切碎，放入砂锅，加水浸泡片刻，煎煮15分钟，用洁净纱布过滤，取汁放入容器中即成。可代茶饮，或当饮料，早、晚分服。

刀豆木瓜肉片汤　先将猪肉50克洗净，切成薄片，放入碗中加精盐，湿淀粉适量，抓揉均匀，备用。将刀豆50克、木瓜100克洗净，木瓜切成片，与刀豆同放入砂锅；加适量水，煎煮 30 分钟，用洁净纱布过滤，取汁后同入砂锅，视滤液量可加适量清水；大火煮沸，加入肉片，拌匀，倒入黄酒适量，再煮至沸，加葱花、姜末适量，并加少许精盐，拌匀即成。可当汤佐餐，随意食用，当日吃完。

玫瑰蚕豆花茶　将玫瑰花 6 克、蚕豆花 10 克分别洗净，沥干，一同放入茶杯中，加开水冲泡，盖上茶杯盖，焖 10 分钟即成。可代茶饮，或当饮料，早、晚分服。

萝卜拌海蜇皮　将白萝卜 200 克洗净，切成细丝，用精盐 2 克拌透。将海蜇皮 100 克切成丝，先用凉水冲洗，再用冷水漂清，挤干，与萝卜丝一起放碗内拌匀。炒锅上火，下植物油 50 毫升烧热，放入葱花 3 克炸香，趁热倒入碗内，加白糖 5 克、麻油 10 毫升拌匀即成。佐餐食用。

山楂橘饼茶　将生山楂 10 克、橘饼 7 枚沸水泡之，待茶沸热时，再加入蜂蜜 1~2 匙，当茶频食之。

乳房肿痛服远志

远志是一味常用中药。中医认为，远志味苦、辛，性温，具有安神、益智、消肿的功效，常用于治疗惊悸健忘、多梦失眠、咳痰不爽等症。远志用于安神、化痰方面较为普遍，其实，在外科疾病治疗中，远志还有明显的消肿抗炎作用，内服能治疗乳房肿痛。

验方：远志25克、米酒适量，浸过药面，湿润15分钟后加300毫升水，文火煮沸3分钟即可，温服每日1剂，连服3剂。一般服2剂后乳房疼痛就能消失，肿块硬结明显缩小，体温降至正常。

治疗宫颈炎的偏方

糯米、小米粥治宫颈炎　小米或糯米粥都可以，都能很好地帮助治疗宫颈炎。效果还不错，可以试试。在此提醒大家，如果血糖高的人就不太适合吃糯米粥。小米粥养胃去湿，此方对慢性宫颈炎尤其管用。

中药治肾虚型宫颈炎　熟地12克，山萸肉10克，山药10克，泽泻10克，茯苓12克，丹皮10克，知母10克，黄柏10克，枸杞子12克。若带下量多，加芡实15克、乌贼骨10克固涩止带。

食物中药结合治宫颈炎　将车前草、猪小肚洗净，小肚切成小块，加水、少量盐，炖半小时即可，饮汤吃猪肚。每日 1 次，连服数日。

草药熏洗治宫颈炎　野菊花、紫花地丁、半枝莲、丝瓜络 30 克。将几味药同煎，熏洗阴部，每日 1 次，7 日为 1 个疗程。本方具有清热解毒、利湿止带的功效，可用于湿热型子宫颈炎。

四款药膳治痛经

调经草汤　乌鸡、调经草各 60 克，葱、八角、茴香各 5 克，植物油、精盐、白糖、料酒各适量。将乌鸡、调经草洗净，乌鸡切 2 厘米见方块；将调经草及八角、茴香装入纱布袋；炒锅内加植物油 10 毫升，油热后投入猪肉块，翻炒至水气散出时，加清水 1000 毫升，放入葱、精盐、白糖、料酒及纱布袋，汤开后改用文火再煮 90 分钟即可。佐餐食。此汤补气行气、调经止痛，适用于气滞血瘀型痛经症。

当归熟地红枣汤　当归、熟地各 10 克，红枣 30 克。将上述药物放入砂锅内加水煎煮，取汁。不拘时，代茶饮用，每日 1 剂。此茶能养血补血，适用于阴血亏虚所致的身体虚弱、面色萎黄、妇女月经不调等症。

糯米阿胶粥　阿胶30克，糯米100克，红糖适量。先将糯米煮粥，待粥将熟时，放入捣碎的阿胶，边煮边搅匀，煮沸后加入红糖即可。每日分2次服，3日为1个疗程。此粥养血止血，滋阴补虚，安胎，益肺。适用于血虚、便血及妇女月经过多、崩漏、孕妇胎动不安、胎漏等症。注意：连续服用可有胸满气闷之感觉，故宜间断服用；脾胃虚弱者不宜多用。

鲜益母草粥　益母草60克（干品30克），粳米50克，红糖适量。先将益母草煎汁去渣，然后与粳米、红糖共煮成稀粥。经前3~5日开始服用，温热服，每日1~2次。此粥活血化瘀，理气通经，适用于气血瘀滞型痛经、月经不调、产后恶露不止等症。

四款茶饮治疗痛经

痛经茶　香附10克，乌药10克，延胡索10克，肉桂3克。凡因外受寒湿、气血不足或情志不畅等因素引起月经前或行经时小腹隐痛、时感胀满或时感小腹阴冷、待热则舒者，可取上药研碎成末，以沸水冲泡代茶，每日2剂，连服3~5天。本茶方温经、理气、止痛作用较强。

调经茶　当归 60 克，川芎 10 克，益母草 45 克。凡经行腹痛、月经量少而不畅者，可取上药研碎后，以沸水冲泡或加水稍煎煮，代茶频饮，每日 1 剂，连服 5 天。本茶方补血、调经、止痛作用强。

活血茶　红花 5 克，檀香 5 克，绿茶 1 克，赤砂糖 5 克。凡月经量少、小腹胀痛、经色紫暗有块者，可先将红花、檀香研碎后与绿茶稍加煎煮，加入赤砂糖后饮服，每日 1~2 剂，连服 3~5 天。全方性味偏于甘温，具有明显的活血、化瘀、止痛作用。

月季花茶　月季花 10 克，红茶 1.5 克，赤砂糖 25 克。凡月经前 1~2 日或经期微有小腹胀满隐痛、经量较少者，可在月经来潮前 3~4 天取本茶剂以沸水冲泡代茶饮服。连续服用 1 周左右，往往可收到理想的疗效。

治疗闭经的偏方

方一　鳖甲 30 克，白鸽 1 只，米酒少许。将白鸽去毛和内脏，并将鳖甲打碎，放入白鸽腹内，加清水适量、米酒少许，放瓦盅内隔水炖熟，调味服食。本方适用于肝肾不足之闭经。

方二 山药 90 克，鸡内金 30 克。将两味干燥，共研细末，每服 12 克，每日 1 次，用糯米酒或黄酒送服。本方适用于气血虚弱之闭经。

方三 黑木耳、胡桃仁各 120 克，红糖 240 克，黄酒适量。将木耳、核桃仁碾末，加入红砂糖拌和均匀，瓷罐装封，每服 30 克，每日 2 次，黄酒送服。本方适用于气血虚弱之闭经。

方四 泽兰叶 10 克，水鱼 1 只，米酒少许。将活的水鱼用热水烫，使其排尿后，切开去肠脏。泽兰叶研末，纳入水鱼腹内（甲与肉同用），加清水适量，放瓦盅内隔水炖熟，加少许米酒服食。每隔 1 天 1 次，连服 3~5 次显效。本方适用于阴虚血燥之闭经。

方五 向日葵梗 9 克，猪爪 250 克。先将猪爪（猪蹄壳）洗净，刮去污垢，用河沙在锅中炒泡，再淘洗干净后放入砂锅内，用文火煨炖至烂熟。猪爪煨烂后，加入向日葵梗，煮几沸熬成浓汁，去渣，饮汁，每日 2~3 次，每次 20~30 毫升。本方适用于气滞血瘀之闭经。

方六 薏苡仁根 30 克，将药洗净，切段，水煎，早、晚空腹饮用，连服 10 余剂方有效。本方适用于痰湿阳滞之闭经。

治疗月经不调的食疗偏方

黑木耳红枣茶 黑木耳 30 克，红枣 20 枚，黑木耳红枣共煮汤服之。每日 1 次，连服。可以补中益气，养血止血，主治气虚型月经出血过多。

浓茶红糖饮 茶叶、红糖各适量，煮浓茶 1 碗，去渣，放红糖溶化后饮。每日 1 次，可以清热、调经，主治月经先期量多。

山楂红糖饮 生山楂肉 50 克，红糖 40 克。山楂水煎去渣，冲入红糖，热饮。非妊娠者多服几次，经血亦可自下。可以活血调经，主治妇女经期错乱。

山楂红花酒 山楂 30 克，红花 15 克，白酒 250 克。将上药入酒中浸泡 1 周。每次 45~30 克，每日 2 次，视酒量大小，不醉为度。可以活血化瘀，主治经来量少、紫黑有块、腹痛、血块排出后痛减。注意忌食生冷，勿受寒凉。

茴香酒 小茴香、青皮各 15 克，黄酒 250 克。将小茴香、青皮洗净，入酒内浸泡 3 天，即可饮用。每次15~30 克，每日 2 次，如不耐酒者，可以醋代之。可以疏肝理气，主治经期先期先后不定、经色正常、无块行而不畅、乳房及小腹胀痛等症。

豆腐羊肉汤　豆腐2块，羊肉50克，生姜25克，食盐少许。以上原料煮熟加食盐，饮汤食肉吃豆腐，益气血，补脾胃。可治疗妇女月经不调、脾胃虚寒。

三种催奶蔬菜

金针菜　金针菜又叫萱草花，另有黄花菜的别称，是萱草上的花蕾部分。它是一种多年生宿根野生草本植物，根呈块状，喜欢生长在背阳潮湿的地方。营养成分十分丰富，每100克干品含蛋白质14.1克，这几乎与动物肉相近。此外，还含有大量的维生素 B_1、B_2 等。由于金针菜营养丰富，故有较多的食疗价值，有利湿热、宽胸、利尿、止血、下乳的功效。治产后乳汁不下，用金针菜炖瘦猪肉食用，极有功效。

茭白　茭白作为蔬菜食用，口感甘美，鲜嫩爽口，在江南一带与鲜鱼、莼菜并列为江南三大名菜，不仅好吃，营养丰富，而且含有碳水化合物、蛋白质、维生素 B_1 与 B_2、维生素C及多种矿物质。茭白性味甘冷，有解热毒、防烦渴、利二便和催乳功效。现今多用茭白、猪蹄、通草（或山海螺）同煮食用，有较好的催乳作用。由于茭白性冷，乳母如为脾胃虚寒、大便不实，则不宜。

莴笋　莴笋分叶用和茎用两种，叶用莴笋又名"生菜"，茎用莴笋则称"莴笋"，都具有各种丰富的营养素。据分析，除铁质外，其他所有营养成分均是叶子比茎含量高，因此，食用莴笋时，最好不要将叶子弃而不食。莴笋性味苦寒，有通乳功效，产妇乳少时可用莴笋烧猪蹄食用。这种食法不仅减少油腻，清香可口，而且比单用猪蹄催乳效果更佳。

非药物治疗孕妇感冒偏方

方一　大米 100 克煮成稀粥，然后加米醋 2 匙，葱须、姜末适量，趁热吃。此方有发汗解表之功。

方二　带皮生姜 10 片，连须葱头 10 只，红糖适量，加粳米煮粥。热服 1 碗，每日 1 次，连服数日。

方三　大白菜根 3 个，洗净切片，大葱根 7 个，同煎汤 1 碗，加白糖适量，趁热服下，盖被出汗后即愈。

方四　生姜丝 25 克，萝卜丝 50 克，加水适量煎 15分钟，再加适量红糖煮滚，趁热喝下，盖被出汗后即愈。

方五　嫩鸡 1 只（约 1250 克）洗净，加水煮，食时在鸡汤内加进调味品（胡椒、生姜、葱花），或下面条吃。

治疗产后腹痛的偏方

方一　当归、续断、肉桂、川芎、干姜、麦冬各 40 克，芍药 60 克，吴茱萸、干地黄各 100 克，甘草、白芷各 30 克，黄芪 40 克，大枣 20 个，酒 2000 毫升。将上药共研细末，布包，用酒浸于净器中；经一宿，加水 1000 毫升煮，取 150 毫升备用。饭前温饮 15~20 毫升，每日 3 次。本方适用于治疗产后虚损、腹部疼痛。

方二　党参、白术、茯苓、炙甘草、熟地、白芍各 10 克，当归 15 克，川芎 7.5 克，肥母鸡 1 只，猪肉、杂骨各 500 克，葱、姜少许。用常规法处理好整只鸡，猪肉切碎，杂骨打碎，余药洗净用干净纱布包裹浸湿，将鸡、猪肉、骨、药包放入锅中，加水适量，用武火烧开，打去浮沫，加入姜、葱，再用文火烧至鸡肉烂熟，去药包，食肉及汤。本方适用于血虚气弱之产后腹痛。

方三　鲤鱼鳞 200 克，将鱼鳞洗净，加水适量，文火熬成胶冻状。每次 60 克，黄酒冲化，温服，每日 2 次。

本方适用于产后之瘀血腹痛。

方四　螃蟹数只，洗净，盛碗内，隔水蒸将熟时加入米酒 1~2 汤匙，再蒸片刻。饮汤，食蟹肉（可蘸熟植物油、酱油、味精等调味品）。本方适用于产后瘀血腹痛。

方五　生牛膝 200 克，酒 3000 毫升。用酒煮取生牛膝 1200 毫升，去渣。若用干牛膝根，酒渍一宿后煮，随个人酒量分次服。本方适用于产后腹中苦痛。

方六　当归、益母草各 30 克，川芎、桃仁、甘草、丹皮各 10 克，炮姜 5 克，白蜜 50 毫升。前 7 味加水 500 毫升，煮取 300 毫升，去渣，加白蜜收膏，每服 30 毫升，每日 3 次。本方适用于产后血虚受寒所致的小腹冷痛拒按。

方七　泽兰 30 克，粳米 50 克。先煎泽兰，去渣取汁，入米煮粥，空腹食。本方适用于产后瘀滞腹痛。

方八　红兰花 30 克，酒 2000 毫升。将药入酒内，煎至减半，顿服一半，未止再服。本方适用于妇女产后风邪入腹所致腹中刺痛。

方九　当归、山药、续断、熟地各 15 克，阿胶 9 克，人参 6~9 克，麦冬 9~15 克，肉桂 3 克，甘草 3~6 克。水煎服，每日 1 剂，每日 2 次。本方适用于气血虚弱所致腹痛。

方十　野鸡1只，面粉适量。将野鸡去毛及内脏，洗净，取其肉，剁茸作馅，调味。面粉和面作皮包馄饨，煮熟，空腹食。本方适用于妇女产后体虚所致腹痛。

方十一　精羊肉100克，生山药50克，粳米100克。将羊肉与生山药分别煮至极烂，剁如泥状，后于羊肉汤内相和，并下米煮粥，空腹食。本方适用于产后寒疝腹痛。

方十二　山楂糕300克，淀粉、精白面粉各50克，白糖150克，蜂蜜30克，植物油500克（实耗50克）。淀粉、面粉加水调成糊，山楂糕切成手指粗条放入糊中抓匀，将其逐个下入烧至六七成熟的植物油中（不能粘连），炸至金黄色时捞出，另锅内少许水，入白糖、蜂蜜，文火熬至水尽将成块时，与山楂条倒入，翻炒匀，待冷装瓶，日服2~3次。本方适用于产后瘀血腹痛。

方十三　桂皮6~9克，红糖适量。水煎服，每日1剂，分2次服。本方适用于妇女产后血瘀腹痛。

方十四　猪肝200克，芜荑末20克，面适量。将猪肝洗净后，顺其肝叶切成薄片，掺芜荑末于肝叶中，将面加水和后，裹于肝之表面，其外再裹以湿纸，置于塘灰中炮熟，去纸及面，空腹服。本方适用于产后腰及脐腹痛。

向日葵炖冰糖治疗百日咳

百日咳是由百日咳杆菌引起的急性呼吸道传染病，其特征为阵发性痉挛性咳嗽，咳嗽末伴有特殊的吸气吼声，病程较长，可达数周甚至3个月左右，所以叫百日咳。把向日葵花瓣摘下来，加点冰糖用小火炖熟吃，效果不错。考虑到孩子天天吃向日葵花炖冰糖可能会烦，还有另外一个偏方，具体方法是：芹菜一把，一定要连根带叶的，洗干净，压榨成芹菜汁，加少许食盐，放在碗里，隔水温热，早晨5点、晚上7点分别喝一小杯，连喝3天。

此外，注意室内通风换气，让孩子多去户外活动，远离油烟，并注意少吃多餐，这样易于消化吸收，增强抗病能力。如果孩子吃得过饱会加重胃肠功能的负担，不利于身体的康复。

小儿感冒喝金银花钩藤汤

金银花6克，钩藤6克，薄荷6克，连翘6克，蝉蜕3克，炒莱菔子5克，甘草2克，加水120毫升，煎至60毫升，分3次服，每日1剂，亦可研细末，每服

3~6 克，白开水冲服。

这个方子非常适用于小儿风寒感冒，有疏风解表、清热消食的作用，并且成分都非常安全。但上述剂量为1岁以下小儿剂量，不足1月减半，2岁以上小儿剂量加倍。

不同类型的感冒，治疗方法也不一样。建议患儿先请医生辨明感冒类型再行用药。有发热的要多喝热水，汤药应热服；小儿发热时，别裹太多衣物，以免散热不畅引发高热抽搐。

五种食疗治小儿便秘

黑芝麻糊　取黑芝麻 75 克，蒸熟后捣如泥，加入蜂蜜 90 毫升调匀，用热开水冲化即成。日内 2 次分服。

凤髓汤　松子仁 30 克，核桃仁 60 克，柏子仁 30 克。将松子仁、柏子仁、核桃仁捣烂研膏，用熟蜜拌之。每日 1 次，每次 6 克，用温开水送服，以 15~20 天为 1 个疗程。生津润燥，主治因津伤液燥而引起的大便秘结。

肠耳海参汤　猪大肠 300 克，黑木耳 20 克，海参 30 克，调味品各适量。将猪大肠翻出内壁用细盐搓擦去污秽之物，洗净切段；海参用水发好切条状；木耳温水发好洗净；三者共放锅中加水及调味品文火炖煮30分钟，大肠熟后饮汤食肠。佐餐食之，滋阴清热、润肠通便，适用于阴虚肠燥之便秘的治疗。

二仁通幽汤　桃仁9粒，郁李仁6克，当归尾5克，小茴香1克，藏红花15克。将上5味合煮于砂锅，30分钟后去渣即可。代茶频饮，润肠通便，化瘀消胀，主治因血脉瘀阻、阻膈大便，以致腹部胀满，大便不通之症。

四仁通便饮　甜杏仁、松子仁、大麻子仁、柏子仁各10克，将四仁共捣烂，加开水500克冲泡，加盖片刻。当茶饮用，可以润肠通便。

治疗小儿水痘的三个偏方

青黛牡滑散　青黛粉、生牡蛎粉、滑石粉等量，将上药混匀，加适量麻油拌成糊状，涂抹在患处，每天1~2次。

翘一丁汤　金银花、连翘、车前子、六一散各10克，紫花地丁15克。上药纱布包裹水煎，头煎药液50~100毫升，分2~3次服，二煎外洗患部。

银石汤　金银花、石膏各 30 克，玄参、紫草、泽泻各 15 克，薄荷 9 克，荆芥 6 克。水煎服，每天 1 剂，共取药液 250 毫升，分服。

治婴儿湿疹的偏方

夏枯草药浴　夏枯草 150~200 克，放入 2500 毫升水煮沸 10~15 分钟。去渣，倒入盆中，水温冷却至 38~41℃。操作者先一手托住患儿头颈、身体，一手用消毒小方巾蘸药液轻轻擦洗头面部数次。然后将患儿全身仰卧浸于药液中，手托着颈部露出水面，再用方巾蘸药液淋于患儿未浸着部位 10~15 分钟。药浴完毕，置患儿于干净柔软的浴巾中擦干。每日 1 次，连续 3 天。

菜泥　选用白菜或青色卷心菜适量（其他新鲜蔬菜亦可），将菜叶切碎后倒入沸水中，15 分钟即熟，取出加少许精盐喂养。

金银花煎服　金银花 8 克，连翘、菊花、桑叶、黄芩、黄柏、蝉蜕各 6 克，蒲公英、白藓皮、地肤子、当归、生地各 5 克，甘草 2 克，水煎服。每日 1 剂，10 日为 1 个疗程。

红枣扁豆粥　红枣 10 颗，扁豆 30 克，红糖适量。将前二味加水煮熟，加入红糖服食。

玉米须心汤　玉米须 15 克，玉米心 30 克，冰糖适量。先煎玉米须、玉米心，去渣取汁，加冰糖调味饮用，每日 1 次，可连服 5~7 天。

绿豆海带汤　绿豆 30 克，海带 10 克，鱼腥草 10 克，白糖适量。先洗净海带、鱼腥草、将鱼腥草加适量的水煎 20 分钟，去渣取汁，然后加入绿豆、海带煮熟，加入白糖调味饮用，每天 1 剂，连服 5~7 剂。

偏方治小儿遗尿

方一　取麻黄 20 克，益智仁、肉桂各 10 克。上药共研细末，以瓷瓶或玻璃瓶盛贮。每次用 3 克，以少量食醋调成饼状，敷于肚脐心，外用胶布固定，36 小时后取下，间隔 6~12 小时再敷药。共敷 3 次后，改为每天敷 1 次，连续 2 次以巩固疗效。

方二　取黑胡椒粉适量，每晚睡前外敷肚脐。24 小时后去掉或更换，7 次为 1 个疗程。一般用药 1~3 个疗程可愈，适用于小儿非器质性的遗尿症。

方三　取煅龙骨、五倍子各等份，上药研末，每晚以水少许，调匀后外涂肚脐部，次晨除去。每晚敷贴1次，一般5天后遗尿次数明显减少，15天后会痊愈。

方四　鲜葱白7个，硫黄适量。上药共捣烂如泥，每晚临睡前外敷脐部，次晨除去，1个月为1个疗程。此方治疗小儿遗尿而年龄偏大、面色苍白、怯冷属肾阳虚者，疗效较好。

方五　黄芪、覆盆子各15克，党参20克，白术、金樱子、益智仁、桑螵蛸各10克。水煎服，每日1剂，分2次服。

方六　乌药、益智仁各等量，共研成细末，用山药粉和为丸。每日12~18克，分2次服。

方七　白果适量，益智仁6克，鸡蛋1个。制用法：药研细面，把鸡蛋开一小孔将药面放入，煮熟，每日2个，2次吃完。

三种食疗方增强孩子体质

气血亏虚证　山药龙眼粥：淮山药20克，龙眼肉5克，粳米50克。将淮山药、龙眼肉洗净入锅。加水适量煎煮半小时,加入淘洗干净的粳米一同煎煮成稀粥,加入少许白糖、调味服食。本品具有益气补血之功用。

肺脾气虚证 黄芪山药粥:黄芪 10 克,红枣 20 枚,山药 50 克,薏仁 50 克,粳米 50 克。将黄芪、红枣、山药洗净切碎入锅。加水适量煎煮半小时,去渣后加入淘洗干净的粳米、薏仁一同煎煮成粥,加少许白糖,调味服食。本品具有补肺健脾之功用。

肾阴亏虚证 枸杞羊肾粥:枸杞 10 克,羊肾 1 只,粳米 50 克。先将羊肾洗净,切碎入锅,放入枸杞、加水适量及少量姜葱,煮至半小时后,加入淘洗的粳米煮成稀粥服食。本品具有滋阴补肾之功用。